谭波医案

主审 谭波

编著 韩英 孙成华 刘华

胡文宝 徐兴毅

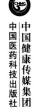

中国健康传媒集团

中国医药科技出版社

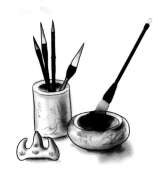

内 容 提 要

本书为作者近年跟师谭波所录医案汇编。全书以肺、心、脑、脾胃、肝胆、肾、气血津液、经络病证为纲，下列各类疾病为目进行编排，并附以手稿图片真实再现处方全貌。医案诊技全面，思辨独创，遣方用药多有妙处，令人耳目一新。本书适合中医临床工作者、中医学习者参考阅读。

图书在版编目（CIP）数据

谭波医案 / 韩英，孙成华，刘华等编著 . — 北京：中国医药科技出版社，2020.6

ISBN 978-7-5214-1769-2

Ⅰ . ①谭… Ⅱ . ①韩… ②孙… ③刘… Ⅲ . ①医案－汇编－中国－现代 Ⅳ . ① R249.7

中国版本图书馆 CIP 数据核字（2020）第 066404 号

美术编辑 陈君杞
版式设计 也 在

出版 **中国健康传媒集团** | 中国医药科技出版社
地址 北京市海淀区文慧园北路甲 22 号
邮编 100082
电话 发行：010-62227427 邮购：010-62236938
网址 www.cmstp.com
规格 880×1230mm $^1/_{32}$
印张 6 $^3/_4$
字数 138 千字
版次 2020 年 6 月第 1 版
印次 2020 年 6 月第 1 次印刷
印刷 北京市密东印刷有限公司
经销 全国各地新华书店
书号 ISBN 978-7-5214-1769-2
定价 28.00 元

获取新书信息、投稿、为图书纠错，请扫码联系我们。

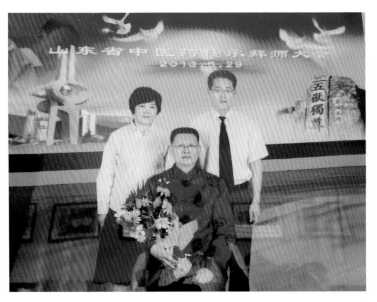

▲ 2013 年 4 月谭波和山东省中医药师承第一期省市级师承人韩英、孙成华

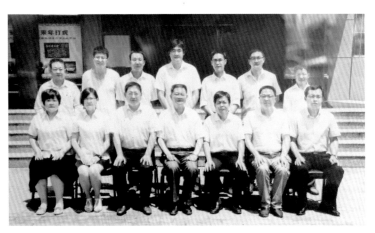

▲ 2016 年 6 月全国基层名老中医药专家谭波工作室启动仪式合影

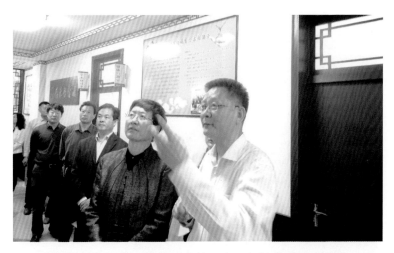

▲ 2015 年 4 月王随莲副省长（右二）视察国医启蒙馆

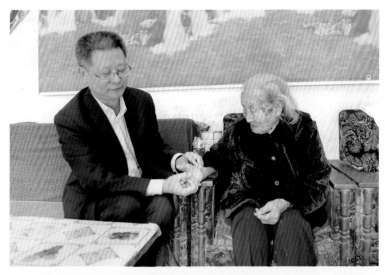

▲ 2017 年 10 月谭波为百岁老人张希兰（时年 106 岁）巡诊

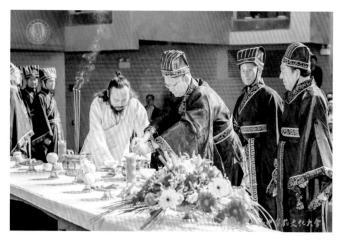

▲ 2018 年 10 月，在第二届中医药文化大会上，谭波与国医大师唐祖宣（右二）和李佃贵（右一）祭拜中医先贤

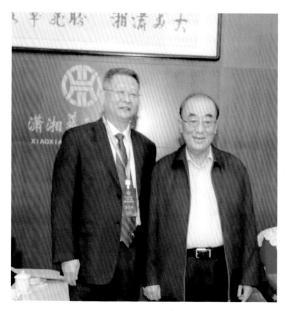

▲ 2019 年 11 月谭波为中国贸易促进会讲座，与原卫生部长高强（右一）合影

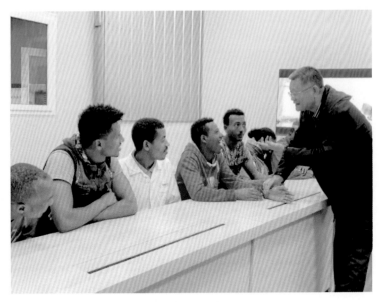

▲ 2019 年 8 月谭波在埃塞俄比亚讲课

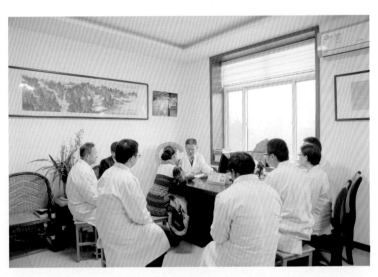

▲ 2013 年 7 月谭波门诊带教

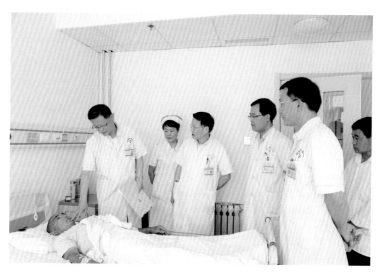

▲ 2016 年 6 月谭波带教查房

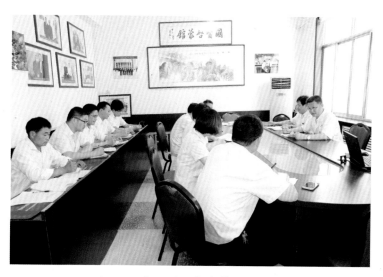

▲ 2016 年 6 月工作室学习、讨论

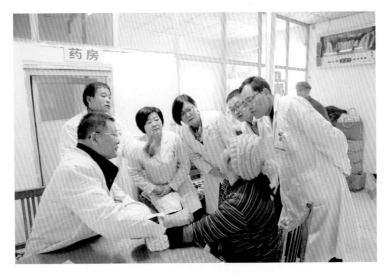

▲ 2016 年 12 月下乡巡诊（一）

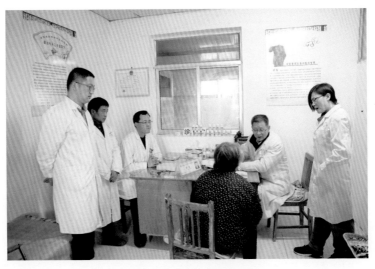

▲ 2016 年 12 月下乡巡诊（二）

| 序

　　自古中医之传，皆为师徒相授。新中国成立之后，院校教育成为培养中医人才的主要途径。我认为两者互补，更有利于中医人才的培养。

　　两年前，临朐县中医院求贤若渴，为余建设了石学敏院士、国医大师工作站，规模大，设施全，功能完善，独具匠心。我也因此认识了全国基层名老中医药专家、山东省名中医谭波院长。谭波14岁学习中医，40年刻苦钻研，博极医源，遍访名医，不但医术精进，对中医教育、科普、政策、管理等也颇有见地。他创建了全国第一个中医院国医启蒙馆和全国首家实用型中医药博物馆，建设了全国基层名老中医药专家传承工作室和山东省名老中医工作室，担任了两批山东省中医师承指导老师，带教学生20余人。他理论根基深厚，临证每有奇效。他带教学生勤诊善教，深入浅出，大道至简，使学者开悟顿然。韩英、刘华等众徒，将近年跟师临证所录医案，细心体味，详加整理，辑成《谭波医案》一书，请余作序。

　　余观医案，谭波先生，诊技全面，思辨独到，遣方用药多有妙处，令人耳目一新，体现了他慈悲仁心、博学见广、治医严谨、技术精湛的大医风范。有此良师，高徒自出。

　　诊籍始于仓公，是医案记录上的创造性贡献。后世因材施教，医道传承，至道真味全在医案之中。期《谭波医案》付梓，可宣明往范，昭示来学。

　　是为序。

中国工程院院士

国医大师

2019 年 11 月 23 日

目 录 |

五、肝胆疾病 ·············· 142

六、肾系疾病 ·············· 156

七、气血津液病症 ·············· 160

八、经络病症 ·············· 187

一、肺系疾病

（一）感冒（附发热）

赵某，女，58 岁，农民。2014 年 9 月 7 日初诊。

患者身热，咳嗽，胸满，腹胀按疼，咯吐黄黏痰，朝轻暮重4 天。伴口干口苦、呕恶、便秘。舌尖红，苔黄厚腻，脉弦数。

体温：37.8℃。呼吸音粗，右下肺呼吸音低。X 线胸透：肺纹理增粗，紊乱，右肺下叶可见片状模糊阴影。

中医诊断：①发热，②咳嗽。证属痰热互结，肺气失宣。

治法：宣肺解表，清热化痰。柴胡陷胸汤：柴胡 12g，黄芩12g，黄连 10g，半夏 12g，瓜蒌 30g，鱼腥草 15g，杏仁 10g，炙百部 15g，芦根 15g，党参 12g，陈皮 9g，生甘草 6g，生姜 3 片、大枣 3 枚引。水煎服，取 3 剂。

9 月 10 日，热退，咳嗽、胸痛明显减轻。仍吐黄痰，黏稠量多。上方加桔梗 10g，葶苈子 10g 以利咽化痰，取 7 剂，水煎服。

9 月 17 日，咳嗽减轻，痰量减少，胸疼止。上方照服 5 剂。

9 月 22 日随访，诸症俱解。

按：外邪袭肺，肺卫失宣。肺气郁闭而化热，热烁肺津而成痰，痰热相搏，结于少阳半表半里，而生此疾。予柴胡陷胸汤，外解其表，内清其里。热祛痰化，咳嗽、胸疼自无滞留之机。

NO 0073554

门诊处方笺

（普通）

费别：社保　商保　新农合　自费　其他
科别　　　　　　　门诊号　　　2014年9月7日

姓名 赵　　　　性别：男 女　　年龄 58岁

临床诊断　　感冒

R

柴胡12g 黄芩12g 黄连10g 半夏12g
瓜蒌30g 鱼腥草15g 杏仁10g 桑白皮15g
芦根15g 党参12g 陈皮9g 生甘草6g

生姜3片 大枣3枚 为引

水煎服　　取叁剂

医师　　　　审核　　　　药价
调配　　　　核对　　　　发药

附：发热案

王某，女，45 岁，工人。2015 年 7 月 9 日初诊。

患者忽冷忽热，胸胁痞满，呕恶心烦，肢节冷痛，周身酸楚 10 余日。舌淡红，苔薄黄，脉弦。

体温：37.7℃。血常规：正常。心电图：部分 ST-T 成缺血样改变。

中医诊断：发热。邪结少阳，太少不和所致。

治法：和解表里。柴胡桂枝汤加减：柴胡 12g，黄芩 12g，半夏 10g，党参 12g，桂枝 10g，白芍 12g，苏梗 12g，川朴 10g，陈皮 10g，甘草 6g，生姜 3 片、大枣 3 枚引。水煎服，取 5 剂。

7 月 14 日复诊，热退，呕止。肢疼，痞满减轻。上方加佛手 10g 以行气除满，取 7 剂，水煎服。

7 月 20 日随访，诸症尽解。

按：少阳外邻太阳，内近阳明。邪在半表半里，病邪每多传变，病情常多兼夹。今寒热互作，肢节疼烦，呕恶痞满。知病在其表，即欲入里。故予和里解表，同时并进，柴胡桂枝汤主之。

NO 0073562　　　**门诊处方笺**　　　（普通）

费别：社保　商保　新农合　自费　其他
科别＿＿＿　　　门诊号＿＿＿　　　2015年7月9日

姓名 王██　　　性别：男 女　　　年龄 45岁

临床诊断　发热

R

柴胡12g 黄芩12g 半夏10g 党参12g
桂枝10g 白芍12g 葛根12g 川朴10g
陈皮10g 甘草6g

生姜3片 大枣3枚引

水煎服　取 伍 剂

医师＿＿＿　审核＿＿＿　　　药价＿＿＿
调配＿＿＿　核对＿＿＿　　　发药＿＿＿

（二）咳嗽

1.谭某，女，50岁，农民。2013年7月25日初诊。

患者咳嗽气短，咯白痰，胸闷腹满，体倦乏力，饮食不振，咳剧时汗出遗溺，初因感冒而起，至今已两个月余。就诊时，舌质淡胖，舌边齿痕，苔白腻，脉滑无力。

血常规：正常。**胸透：**肺纹理粗乱。

中医诊断：咳嗽。证属痰湿阻肺。

治法：健脾化痰，宣肺止咳。六君子汤加减：党参12g，黄芪15g，炒白术12g，云苓15g，陈皮10g，半夏12g，炒苏子10g，桃杏仁各10g，紫菀10g，前胡10g，桔梗9g，甘草6g，生姜3片、大枣3枚引。水煎服，取7剂。

8月1日复诊，症状减轻，痰仍稀白。上方加干姜10g，五味子10g以温肺止咳。水煎服，取7剂。

8月8日，诸症顿减，不再咳而汗出。肺卫已实，上方去黄芪、前胡、苏子，加苏梗12g以宽胸理气，取7剂，水煎服。

8月18日，家属来告，患者病已痊愈。

按：外感风邪，肺气郁闭，而生咳嗽。时日已久，脾气被伤。脾虚生湿，湿聚成痰，痰气阻肺，而咳嗽作矣。经云："病痰饮者，当以温药和之。"初诊时温药不足，复诊时加干姜以温之，使痰涎速化；加五味子补肾收涩，而咳溺得除。可见经文医理，不可不细审也。

NO 0073563

门诊处方笺

普通

费别：社保　商保　新农合　自费　其他　201☐年7月25日
科别：谭☐☐☐☐☐☐　门诊号☐☐☐☐☐☐

姓名：谭☐☐　性别：男 女　年龄：50岁

临床诊断　　咳嗽

R

党参15g　黄芪15g　沙参15g　二冬15g

陈皮10g　半夏15g　苏子10g　桔梗15g　苦杏仁15g

紫菀15g　菀苑15g　桔梗9g　甘草15g

生姜三片　大枣五枚引

水煎服　取 柒 剂

医师　☐☐☐　审核　　　　　药价

调配　　　　　核对　　　　　发药

2. 刘某，女，60岁，农民。2018年5月7日初诊。

患者因家事悲伤，啼哭不止，夜不成寐，饮食不思，3天后发生频繁咳嗽，咯吐少量白痰，体倦乏力，心悸不安，已20天，用药数种，皆未见效。就诊时，舌淡红，苔白滑，脉滑细无力。

体温：36.6℃。双肺呼吸音粗，未闻及干湿啰音。血常规：正常。

西医诊断：急性支气管炎。

中医诊断：咳嗽。证属痰湿阻肺，肺气下陷。

治法：补气升阳，化痰宣肺。举元煎加味：炙黄芪30g，人参10g，桔梗10g，升麻5g，炒白术12g，熟地15g，陈皮10g，半夏12g，云苓12g，桃杏仁各10g，紫菀10g，甘草6g。生姜3片、大枣3枚引。水煎服，取7剂。

5月14日复诊，咳嗽减半，饮食渐增，卧寐欠安。上方加炒神曲12g，合欢皮15g，水煎服，取7剂，每日1剂。

5月26日，患者来告，病已痊愈。

按："忧思伤脾，悲哀伤肺"。患者因家人离世，"悲则气消"，肺气大伤。清气不升，肺气失宣，故生此疾。方予举元煎升举大气，合六君子汤以补脾化痰。痰消气升，肺气得以宣发，咳自止矣。

谭　波　专用处方笺
全国基层名老中医药专家
传承工作室
2018.5.7

刘×× 女.60岁

绵黄芪30g 人参10g 桔梗10g 升麻5g
炒白术12g 柴胡15 陈皮10g 当归12
云苓12g 桃杏仁10g 紫菀10g 甘草6

生姜3片 大枣3枚 为引

水煎服 取柒剂

谭波

3. 朱某，女，45 岁。2014 年 3 月 8 日初诊。

患者鼻塞流浊涕，遇冷风或异味加重，季节变换时复发，并有咳嗽咯痰，前额头痛，已两年余。半个月前因不慎受凉而诱发。舌质淡，苔白，脉弦紧。

中医诊断：鼻渊。证属风寒客肺，卫气失宣。

治法：温肺散寒，解表化饮。小青龙汤加减：干姜 9g，五味子 6g，炙麻黄 9g，细辛 6g，半夏 9g，炙甘草 6g，炒白芍 9g，桂枝 9g，鹅不食草 12g，辛夷 12g（包煎），苍耳子 12g。取 7 剂，水煎服。

3 月 15 日复诊，症状明显减轻，仍有头痛。上方加白芷 9g，藁本 10g，取 10 剂，水煎服。

1 个月后回访，症状消失。嘱患者注意保暖，适当运动。

按：患者发病，始因风寒感冒。然发病日久，风寒未解，滞留于肺，肺窍闭塞，故鼻流浊涕，鼻塞不通。风寒束肺，日久未去，痰饮停肺而生咳嗽。解表化饮，小青龙汤主之。初诊加鹅不食草、辛夷、苍耳子以通窍散寒。复诊时仍有头痛，加用白芷、藁本以疏解太阳阳明。因明药当，故疗效颇佳。

山东省临朐县中医院公用笺

朱██ 女.45岁　　鼻渊

生麻黄9g　干姜9g　五味子6g　细辛6g
半夏9g　炒白芍9g　桂枝9g　辛黄(道)12g
鹅不食草12g　苍耳12g　炙甘草6g

水煎服　取七剂

2014. 3. 8

4. 冯某，男 38 岁，教师。2016 年 9 月 23 日初诊。

患者既往有咳嗽、憋喘病史，9 天前因受凉后复发，伴身疼困倦、胸闷、咳吐黏痰。自取口服药物治疗，收效不佳，而来院初诊。就诊时，舌质暗，苔白厚腻，脉数。

西医诊断：慢性支气管炎急性发作。

中医诊断：咳嗽。证属痰热郁肺。

治法：清热宣肺，降气化痰。

（1）中药：清气化痰汤加减。桃杏仁各 9g，瓜蒌 15g，茯苓 15g，枳壳 12g，黄芩 6g，胆南星 6g，桔梗 15g，草果 12g，厚朴 9g，半夏 9g，陈皮 9g，炙麻黄 9g，甘草 6g。取 7 剂，水煎取汁 200ml，早、晚分两次温服。

（2）针灸：宣肺清热，降气化痰。取穴：肺俞、中府、太渊、三阴交、定喘。

9 月 29 日复诊，咳嗽、憋喘明显减轻，舌暗红，苔白腻，脉沉。针灸处方加用中脘、丰隆。口服中药同前，取 7 剂，每日 1 剂。

10 月 6 日，诸症皆除。上方继用 3 剂以巩固疗效。针灸治疗同前。

预防保健：①注意气候变化，防寒保暖，适当参加体育锻炼，提高抗病能力。②饮食物不宜肥甘、辛辣及过咸，戒烟限酒，避免刺激性气体伤肺。③内伤咳嗽多呈慢性反复发作，需注意饮食起居调护。劳逸结合，切忌过劳汗出。

按：患者咳嗽、憋喘、体倦，故予杏仁、瓜蒌、半夏、桔梗以燥湿化痰，桑白皮、黄芩清肺泄热，砂仁、草果、厚朴醒脾调胃，以绝生痰之源。肺俞、中府俞募相配，太渊为肺之原穴，三穴相配可宣肃肺气，化痰止咳。三阴交为肝脾肾三经交会穴，疏肝健脾，通宣肺气，化痰止咳，定喘。中脘配丰隆健脾化痰。如此则痰消咳止，肺气清肃而喘息自平。

谭波
全国基层名老中医药专家
传承工作室

专用处方笺
2016.9.23

冯██　男 38岁

桃杏仁 各9g　　瓜蒌 15g　茯苓 15g
枳壳 12g　　黄芩 6g　胆南 6g
桔梗 15g　　草果 12g　厚朴 9g
半夏 9g　　陈皮 9g　麻黄 9g
甘草 6g　　水煎服　柒剂

（三）哮喘

1.赵某，男，67岁。2014年7月17日初诊。

家属代述，患者3年前始患上气喘促之疾，常因恼怒或过度劳累而诱发。曾去多家医院检查，诊为"癔症性喘息""过敏性哮喘"，虽用多种药物，然均无显效。5天前因与他人发生口角而复发。患者自述，胸腹满闷如物梗塞，气上不下，闷乱欲死，口干无痰，腹疼得大便稍减，小便赤涩。望诊，患者面色晦滞，言语断续，喘息鼻扇，张口抬肩，口唇青紫，舌绛紫干燥，苔少，脉弦数。

中医诊断：四诊合参，证属肝咳。为肝木侮金之疾。郁怒伤肝，肝失条达，肝气上逆犯肺，肺失宣降之职，故有是证。

治法：平肝益肺，下气降逆。五磨饮子加减：人参6g，乌药10g，槟榔12g，沉香6g，枳实10g，厚朴10g，醋大黄9g，炒苏子10g，白芍15g，甘草9g。水煎服，取3剂。

7月20日，上方服1剂，诸症顿减，3剂过后，诸症若失，惟疲乏思卧。上方改人参为12g，白芍为24g，继服3剂，痊愈停药。

按：以五行之理而言之，肝为木，肺为金，金克木是其常也。今木胜而侮金，乃其变也。治之之法，当遵经训"高者抑之"，俾肝气平则肺气自降，喘促自止也。

NO 0073564

门诊处方笺

费别：社保 商保 新农合 自费 其他
科别 _____ 门诊号 _____ 20 1 6 年 7 月 1 7 日

姓名 赵 ▇ 性别：男 女 年龄 67 岁

临床诊断 _____ 喘咳第

R

人参 6g 乌药 10g 槟榔 12g
沉香 6g 枳实 10g 厚朴 10g
醋大黄 9g 苏子 10g 白芍 15g
甘草 9g 水煎服

取 叁 剂

医师 _____ 审核 _____ 药价 _____

调配 _____ 核对 _____ 发药 _____

2.陈某，女，85岁。2014年7月28日初诊。

患者喘咳咯白痰、胸闷气短，反复发作5年余，常因感冒而加重。近10天来加重，痰多色白，脘腹胀满，不思饮食。舌淡，苔薄白，脉沉细。

既往有慢性肾功能不全、脑梗死、慢性支气管炎病史。

中医诊断：喘证。肺脾两虚，湿痰壅滞。

治法：培土生金，燥湿化痰。

六君子汤加减：半夏10g，陈皮12g，茯苓15g，甘草6g，党参12g，炒白术12g，炒苏子10g，桃杏仁各10g，白芥子10g，焦三仙各15g，生姜3片、大枣5枚引。取7剂，水煎服。

8月14日复诊，患者喘憋减轻，仍有咯痰。上方加桔梗10g苏梗12g，取7剂，水煎服。

8月21日，喘憋明显减轻，咳痰减少。继用上方14剂，症状消失，痊愈停药。

按：患者年事已高，肺脾两虚，脾虚不能运化水湿，肺虚不能通调水道，水聚而成痰，痰阻于肺，肺失宣降，故令咳痰喘憋；脾肺俱虚，故脘腹胀满，不思饮食。方予六君子汤益脾补肺，使子母相生，气自旺，痰自消，诸症自平。

NO 0073565

门诊处方笺

（普通）

费别：社保　商保　新农合　自费　其他　201□年 7月 28日
科别　　　　　　　　　　门诊号

姓名 陈□□　　性别：男 女　　年龄 85岁

临床诊断　　咳嗽证

R

　半夏 10g 陈皮 12g 云苓 15g 甘草 6g
　党参 12g 叫诚 12g 苏叶 10g 桃杏仁
　　　　　　　　　各 10g
　白前 10g 硅玉仙 各 15g

　　　　　　生姜 3片 大枣 5枚引

取 三 剂

医师 □□□　审核　　　　　药价
调配　　　　　核对　　　　　发药

二、心系疾病

（一）心悸

1. 王某，男，58 岁，农民。2015 年 5 月 7 日初诊。

患者心悸，心烦，失眠，胆怯，易惊，常因郁怒或惊恐而诱发，已有年余，伴胸脘痞闷，饮食不振，近 5 天来因恼怒加重。就诊时，舌淡，苔薄腻，脉弦。

心脏听诊：偶有心律不齐。心电图：部分 ST-T 缺血样改变。

中医诊断：心悸。证属胆胃不和，痰气扰心。

治法：利胆和胃，化痰定志。温胆汤加减：半夏 12g，陈皮 12g，云苓 30g，枳实 12g，竹茹 12g，丹参 15g，砂仁 10g，瓜蒌 15g，远志 12g，合欢皮 15g，琥珀（冲）1g，石菖蒲 12g，炙甘草 9g。水煎服，取 7 剂。

5 月 14 日复诊，诸症俱减，睡眠仍欠佳。上方琥珀加至 3g，加夜交藤 15g，水煎服，取 7 剂。

5 月 21 日，诸症渐减，原方照服 10 剂后，症状消失，停药。嘱患者避免恼怒，保持愉悦。

按：患者胆气素虚，母病及子，致心胆不足，故生心悸、胆怯、易惊。郁怒伤肝，肝郁犯胃，胃气不和，故令胸脘痞闷，饮食不振。今以理胆和胃之法，俾胆气壮，胃气和，则诸恙自平矣！经云：“胃不和则卧不安。”此之谓也。

NO 0073566

门诊处方笺

普通

费别：社保　商保　新农合　自费　其他　201 年 5 月 7 日

科别　　　　　门诊号　　　　　

姓名 王██　　性别：男 女　　年龄 58 岁

临床诊断　　　心悸

R

半夏12 陈皮12 云苓30 枳实12
竹茹12 丹参15 砂仁10 瓜蒌15
远志12 合欢皮15 琥珀冲 石菖蒲12
炙甘草9

水煎服

取 柒 剂

医师　谭波　审核　　　　　　药价　　　　

调配　　　　　核对　　　　　发药

2. 赵某，女，54岁，农民。2015年1月29日初诊。

患者心悸怔仲，心烦失眠，神疲乏力半月余。就诊时，舌疼，面色萎黄，舌光红无苔。脉细数。

血压：140/92mmHg。心电图：Ⅱ、Ⅲ、avF 导联、$V_3 \sim V_5$ 导联 ST 段平直下压均 > 0.05mV。T 波普遍矮小。$T_{V_1} > T_{V_5}$。

中医诊断： 心悸。证属气阴两虚。

治法： 益气养阴，安神定悸。生脉散加味：太子参15g，麦冬15g，五味子10g，沙参12g，赤芍12g，葛根18g，莲子心6g，生龙牡各30g，夜交藤15g，炒枣仁18g，柏子仁10g。水煎服，取7剂。

2月5日，复诊，心悸心烦明显减轻，未再舌疼。上方照服7剂。

2月12日，已能安卧，偶有心悸。舌红，苔少，脉细。上方加生地15g，炒山楂15g，水煎服，取7剂。

2月19日，诸症俱退。取上方10剂。做水丸服，以善后调理。

按： 本案心悸，属气阴两虚。气虚血少，心失所养所致。心阴虚则心火内生，火热扰心，心神不安，故心悸、怔仲、失眠也。方以益气安神、养阴清心之剂而愈。诸如方中山楂，乃"补而勿滞"之用也。

门诊处方笺　　（门诊签约）

科别：＿＿＿＿＿2015年 1 月 29 日
姓名：赵█　年龄：54　性别：女　门诊号：＿＿
临床诊断：　心悸

R:

玄参 15g　麦冬 15g　五味子 10g
沙参 12g　赤芍 12g　葛根 18g
莲子芯 6g　生龙牡各 30g　夜交藤 15g
炒枣仁 18g　柏子仁 10g

水煎服　柒剂

医师　＿＿＿＿　审核＿＿＿＿＿　金额＿＿＿＿＿

3. 孙某，男，59 岁，工人。2015 年 08 月 27 日初诊。

患者心悸不安，胸闷不舒，心烦，乏力，口干，时已年余，近 3 天加重。就诊时，面色晦暗，舌暗红，苔少，脉结代。

血压：130/80mmHg。心律绝对不齐，心音强弱不一，脉搏短绌。心电图：P 波消失，代之以 f 波。心率：187 次 ±/ 分钟。

西医诊断：冠心病，心房纤颤。

中医诊断：心悸。证属气阴两虚，瘀阻心脉。

治法：益气养阴，活血通脉。生脉散合丹参饮加减：太子参 15g，天冬 15g，麦冬 15g，五味子 6g，生地 15g，当归 12g，夜交藤 15g，砂仁 6g，丹参 30g，檀香 9g，三七粉 3 g（冲），生龙牡各 30g。水煎服，取 7 剂。

9 月 3 日复诊，心悸减轻，仍感乏力，胸闷不舒。舌脉同前。上方加炙黄芪 15g，厚朴 12g 以益气宽胸，水煎服，取 7 剂，每日 1 剂。

9 月 10 日，惟感乏力。上方太子参改为人参 18g，加炒白术 12g，桂枝 9g 以益气通阳，水煎服，取 7 剂，每日 1 剂。

9 月 24 日，诸症尽解。取上方 10 剂做水丸。一次 10g，一日两次继服，以防复发。

按：气阴两虚，瘀阻心脉，心失所养而致本病。正如《丹溪心法·惊悸怔忡》所言："人之所主者心，心之所养者血，心血一虚，神气不守，此惊悸之所肇端也。"故以生脉散加生地、当归滋阴养血，丹参饮以活血，生龙牡、夜交藤以安神定悸，而心悸得平也。

孙██ 男，59岁
冠心病 房颤.

太参 15g   天冬各 15g   五味子 6g   生地 15g
苦叫 12   夜交藤 15g   砂仁 6g   丹参 30g
檀灵 g   三七冲 3g   生龙牡各 30g

水煎服   取7剂

谭波
2015.8.27

（二）胸痹

1. 郑某，女，52 岁，工人。2015 年 4 月 23 日初诊。

患者胸疼胸闷，丑时为重，疼连左上肢，夜卧不安，反复发作 3 天，伴心悸易惊，咳吐少量黏痰，腹胀纳差，大便干结。舌紫暗，苔薄腻，脉沉涩。

血压：125/82mmHg。心电图：窦性心律，ST-T 缺血样改变，偶发房早。X 线胸透：肺纹理增重。

中医诊断： 真心痛，证属痰郁血滞，心脉痹阻。

治法： 活血化痰，通阳逐痹。丹参饮合瓜蒌薤白半夏汤加减：瓜蒌 50g，薤白 15g，半夏 10g，桃杏仁各 10g，桂枝 9g，丹参 30g，檀香 10g，砂仁 6g，甘松 10g，郁金 15g，香附 12g，合欢皮 15g，生龙牡各 30g。水煎服，7 剂。

4 月 30 日复诊，症状减轻，卧寐渐安，夜晚丑时未再出现胸疼。效不更方，上方照服 7 剂。

5 月 7 日，大便仍干，仍有少寐。上方加桃仁 10g，火麻仁 30g，去甘松。取 7 剂，水煎服。

5 月 14 日，诸症尽退。为防复发，取 5 月 7 日方 10 剂，作水丸服以善后。

按： 气机郁结复感外邪，致气结血瘀，胸络痹阻，心脉不畅。肺气郁闭，痰饮内生，如此，气滞、湿痰、瘀血相杂而致，扰乱心神，瘀阻心脉，故有是证。方予丹参饮活血，瓜蒌薤白半夏汤逐痰，更加香附、郁金行气，合欢皮、生龙牡以安神，俾痰清、气行、瘀祛、志宁，则可望疼止悸安。所谓"血不安则神不宁"者，此之谓也。

NO 0073567

门诊处方笺

费别: 社保   商保   新农合   自费   其他   20__年__月__日
科别_____   门诊号_____

姓名 郑_____   性别: 男 女   年龄 52岁

临床诊断   冠状心病 心绞痛

R

瓜蒌 50g 薤白 30g 半夏 10g 桃仁 10g
桂枝 9g 丹参 30g 檀香 10g 砂仁 6g
甘松 10g 郁金 15g 点附片 叙见使 15g
生龙牡 30g   水煎服

取 柒 剂

医师_____审核_____   药价_____
调配_____核对_____   发药_____

2. 张某，男，67 岁，农民。2015 年 11 月 5 日初诊。

患者胸闷腹满，甚则左胸疼痛，牵及左肩背部，不能自主。常因受冷而发作，劳累而加重，已 10 余年。近因天气变冷，复发 3 天。就诊时，面色晦暗，舌质紫暗，苔白厚，脉弦紧。

血压：170/100mmHg。心电图：窦性心律，部分 ST-T 呈缺血样改变。心脏彩超：左心室肥大，室间隔增厚，主动脉瓣及二尖瓣均有少量返流，射血分数：52%。

中医诊断：胸痹。证属心血瘀阻。

治法：行气活血，化瘀通痹。丹参饮加味：丹参 30g，檀香 12g，砂仁 10g，佛手 10g，香橼 12g，威灵仙 10g，三七粉 5g（冲），元胡 10g。水煎服，取 7 剂。

11 月 12 日复诊，诸症均减轻，但仍不能止。上方加郁金 15g，川芎 10g 以加强活血之力，取 7 剂，水煎服。

11 月 19 日，症状明显减轻。上方照服，取 14 剂，每日 1 剂。

12 月 3 日，稍有胸闷，未再胸疼，面色较前红润。舌质较前红活，苔白，脉稍紧。取上方 10 剂，加工水丸服，以巩固疗效，预防再发。

按：胸痹之成，原因颇多，或气虚、或阳虚、或阴虚夹瘀、或寒凝、或痰浊、或气滞血瘀。本病反复发作，久病入络，血瘀乃必有之因。又因心主血，心病，血必受累。故临证诊疗，需详细分辨，选用补气、温阳、养阴、化痰、行气诸法，均宜配合活血之品。遣药配方疗疾，必以"适事为故"。

门诊处方笺

NO 0073568

普通

费别: 社保   商保   新农合   自费   其他

科别_____   门诊号_____   2015年11月5日

姓名 张██   性别: 男 女   年龄 67岁

临床诊断   足趾心痛

R

丹参 30g 槟榔 12g 砂仁 10g

佛手 10g 香橼 12g 威灵仙 10g

三七(冲) 5g 元明 10g

扣煎服

取 柒剂

医师_____   审核_____   药价_____

调配_____   核对_____   发药_____

3. 赵某，男，67 岁，市民。2017 年 5 月 27 日初诊。

患者胸闷，时有胸痛，心悸气短，动则加剧，倦怠乏力 10 年。近 3 天因劳累而加重。就诊时，舌质紫暗，苔薄白，脉促不整。

血压：140/100mmHg。听诊：心率 108 次 ±/分钟，心律绝对不齐，心音强弱不一，脉搏短绌。心电图：快速性房颤，P 波消失，代之以 f 波，ST-T 呈缺血样改变。

中医诊断： ①胸痹，②心悸。证属气虚血瘀。

治法： 补气活血，通脉散痹。处方：黄芪 30g，人参 10g（先煎），丹参 30g，赤芍 12g，三七（冲）4g，川芎 15g，郁金 15g，红花 10g，葛根 30g，降香 12g，杜仲 12g，五味子 10g，砂仁 6g，生龙牡各 30g。取 10 剂，水煎服，每日 1 剂。

6 月 13 日复诊，脉搏复常，胸闷减轻。效不更方，上方照服，取 14 剂，每日 1 剂。

6 月 27 日，劳累后稍感胸闷，余无不适。心电图复查：窦性心律，I° 房室传导阻滞。上方去葛根、五味子、生龙牡。取 7 剂，水煎服。

7 月 3 日，诸症尽解，停药。

按： 夫"气行则血行，气滞则血瘀。气为血之帅，血为气之母"，今心气亏虚，血脉瘀滞，故令胸闷、胸痛、心悸。故以人参、黄芪补气养心，丹参、红花、降香、川芎活血通脉，砂仁温中行气，龙牡安神定悸，俾气旺血行，脉通神安。则胸痛、心悸自无滞留之由。

赵█　男，67岁

　　　气虚血瘀之胸痹

黄芪30　人参10　丹参30　赤芍12
三七粉30　川芎15　郁金15　红花10
葛根30　降香12　桔梗12　五味子10
砂仁6　生龙牡各30

　　　　水煎服　　取振剂

　　　　　　　谭波
　　　　　　　2017.5.27

4. 王某，女，53 岁，农民。2014 年 10 月 2 日初诊。

患者心悸，胸闷，腹满，纳差，畏寒乏力 1 年余，加重 5 天。就诊时，舌淡红，苔薄白，脉弦细。

心率 68 次 ±/ 分钟。心电图：窦性心律不齐，偶发房早。部分 ST-T 呈缺血样改变。

中医诊断： ①胸痹，②心悸。证属心阳亏虚，心脉瘀阻。

治法： 补气温阳，活血通脉。保元汤合丹参饮：黄芪 30g，党参 12g，肉桂 10g，柏子仁 15g，丹参 30g，檀香 10g，砂仁 9g，炒白术 12g，麦冬 30g，焦三仙各 30g，炙甘草 9g。水煎服，取 7 剂。

10 月 9 日复诊，心悸、胸闷明显减轻，饮食渐进，仍有腹满。舌淡红，苔薄，脉弦。上方加厚朴 10g 以和胃除满。取 7 剂，水煎服。

10 月 16 日，诸症渐减，上方照服 14 剂后，症状消失。取上方 10 剂，做水丸服以善后。

按： 《金匮要略》曰"阳微阴弦，即胸痹而疼，所以然者，责其极虚故也"，明确指出了"阳气虚弱"是胸痹的重要病机，今患者心气不足，心阳亏虚，故用参、芪、肉桂益气温阳。然"孤阴不生，独阳不长"，故用麦冬以滋阴，俾阳生阴长，气化无穷，诸症自愈。

NO 0073569

门诊处方笺

普通

费别：社保　商保　　新农合　　自费　　其他　2016年10月2日

科别　　　　　　　门诊号

姓名 王█　　　性别：男 女　　年龄 53岁

临床诊断

R

黄芪30g 党参12g 肉桂10g
桔梗15g 丹参30g 檀香10g
砂仁9g 地龙12g 麦冬30g
桂枝9g 炙甘草9g
三七3g

取柒剂

医师　　　审核　　　　　药价

调配　　　核对　　　　　发药

5. 张某，女，62 岁。2013 年 7 月 20 日初诊。

患者胸闷、胸疼时轻时重，持续数分钟或休息后可获缓解，反复发作已 5 年余。近年来，进行性加重，发作频繁，伴心慌气短，少气懒言，肢体困重，易汗，纳差，睡眠欠佳，小便清长。舌暗红，苔白腻，脉沉涩。

追问病史，知患者高血压病史已 10 年余。冠心病史 5 年。

中医诊断：胸痹。证属痰瘀互结，胸络痹阻。

治法：活血化痰，通阳散痹。丹参饮合瓜蒌薤白半夏汤加味：丹参 30g，檀香 10g，砂仁 10g，瓜蒌 30g，薤白 30g，半夏 10g，三七 3g（冲），元胡 10g，枳壳 15g，郁金 15g，人参 15g，白芥子 15g，桂枝 6g。水煎服，取 10 剂，每日 1 剂。

7 月 30 日复诊，胸痛、胸闷减轻，发作时间减短。仍觉不思饮食。加白术 15g，草果 10g 以燥湿健脾，取 10 剂，每日 1 剂。

8 月 10 日，胸痛未再发作，略胸闷，饮食增加。睡眠欠佳。去枳壳，加合欢皮 20g，茯神 15g 以解郁安神。取 10 剂，每日 1 剂。

8 月 23 日，胸痛未再发作，胸闷不著，饮食睡眠好转。继用上方 7 剂，症状解除。后用上方做水丸服，以善后。

10 月 3 日随访，未再发作。

按：病案展示了"痰瘀互结"的胸痹病机。治法须"活血化痰、通络散瘀"。方用"丹参饮"合"瓜蒌薤白半夏汤"加减。方中丹参活血化瘀；檀香、砂仁行气活血，气行则血行；瓜蒌、半夏化痰散结；薤白、桂枝通阳宽胸。两方合用，以活血、化痰、通络为主，兼以通阳、行气；白芥子集化痰、温阳、开窍于一身，更加人参、枳壳，以补气行气；俾气行血通，胸阳宣发。故有速去闷、疼之功。

NO 0073571

门诊处方笺

普通

费别: 社保　商保　新农合　自费　其他　201 年 7月 20日
科别　　　　　门诊号　　　　

姓名 张█　　性别: 男 女　年龄 62岁

临床诊断　脉結五结 之胸痹

R

丹参 30g 檀香 10g 砂仁 10g
瓜蒌 30g 薤白 30g 半夏 10g
三七 元胡 10g 枳壳 15g
郁金 15g 人参 15g 桂枝 6g
白芍 15g　水煎服

取 柒 剂

医师　谭波　审核　　　　药价
调配　　　　核对　　　　发药

6. 郑某，女，56 岁。2014 年 9 月 3 日初诊。

患者胸闷、胸腹胀痛、心悸，嘈杂、泛酸、纳差、失眠，情绪激动或劳累时加重 1 年余。两天前恼怒后复发。就诊时，舌暗红，苔白，脉弦。

中医诊断：①胸痹，②心悸。证属血瘀胸络，胃气不和。

治法：活血理气，化瘀消积。丹参饮合瓜蒌薤白半夏汤加减：丹参 30g，檀香 10g，砂仁 10g，甘松 10g，半夏 10g，瓜蒌 20g，薤白 15g，桂枝 9g，生龙牡各 30g，夜交藤 15g，合欢皮 15g，香附 15g，元胡 12g，三七（冲）3g。取 7 剂，水煎服。

9 月 10 日复诊，闷痛减轻。自觉口干。上方去半夏，加赤芍 15g，继用 7 剂。

9 月 17 日，睡眠仍欠佳，梦多易惊。加朱砂 1g（冲）以镇心安神，继用 5 剂。

9 月 22 日，睡眠已可，去朱砂。仍觉腹胀，加苏梗 15g，陈皮 10g，继用 7 剂后诸症消失。

按：患者气血瘀滞，胃气不和，气郁则胀，血瘀则痛。故以理气活血，消积化瘀以治之。方中丹参、三七活血化瘀，檀香芳香，携元胡、香附行气活血，甘松、砂仁温中行气，生龙牡、合欢皮、夜交藤安神定悸，瓜蒌、薤白、半夏宽胸下气。复诊时仍有口干，故去半夏之燥，加赤芍以凉血。三诊时睡眠仍差，故加朱砂以镇之。四诊仍有胃胀，故加苏梗、陈皮以行气宽中。俾诸恙尽除。

NO 0073572　　**门诊处方笺**　　（普通）

费别: 社保　商保　新农合　自费　其他
科别　　　　　　门诊号　　　2016年5月3日

姓名 郑　　　性别: 男 女　年龄 56岁

临床诊断　　　　　吴病心痛

R

丹参 3g　檀香 10g　砂仁 1g　甘松 10g
羧 1g　瓜蒌 20g　薤白 15g　桂枝 8g
生龙牡各 30g　夜交藤 15g　钦皮 15g　附 15g
之明 1g　三七粉 3g

取　柒　剂

医师　　　　　审核　　　　　药价
调配　　　　　核对　　　　　发药

7. 潘某，女，66 岁，农民。2014 年 3 月 13 日初诊。

患者胸闷、气短，进行性加重 5 年余，伴乏力，纳少，下肢如有蚁行。近 1 周来睡卧不安，症状加重。就诊时，舌紫暗，苔白厚，脉弦细。

血压：120/80mmHg。心率：88 次 / 分，律齐，主动脉瓣听诊区、二尖瓣听诊区，均可闻及 3 级收缩期隆隆样杂音，分别向颈部和左腋下传导。彩超：主动脉瓣钙化并中量返流，二尖瓣少量返流。

中医诊断：胸痹。证属气阴两虚，胸络瘀阻。

治法：益气养阴，活血通痹。处方：党参 15g，黄芪 15g，麦冬 15g，五味子 6g，炒白术 12g，陈皮 9g，檀香 9g，丹参 30g，砂仁 9g，焦三仙各 15g，石菖蒲 12g，甘草 6g。水煎服，取 7 剂。

3 月 20 日复诊，胸闷、气短减轻。双下肢如有蚁行，乃血虚不荣之候，上方加当归 12g，鸡血藤 12g 以养血通络。取 7 剂，每日 1 剂。

3 月 27 日复诊，诸症基本消失。效不更方，取上方做水丸服，以求缓图。

按：胸痹病机为本虚标实，治宜通补兼顾，该方以生脉散、丹参饮、保元汤三方合并，使阳生阴长，气旺血行，则瘀血自化，胸痹自通。

NO 0073573

门诊处方笺

（普通）

费别：社保　商保　新农合　自费　其他
科别＿＿＿＿　门诊号＿＿＿　20 年 月 日

姓名 潘＿＿＿　性别：男 女　年龄 66岁

临床诊断＿＿＿＿＿＿＿＿＿＿＿＿＿＿

R

党参15 黄芪15 麦冬15
五味子6 细辛12 陈皮9
檀香6 丹参3g 砂仁9
鱼三仙15 石菖蒲12 甘草6

水煎服　取　药 剂

医师＿＿＿　审核＿＿＿＿　药价＿＿＿＿

调配＿＿＿　核对＿＿＿＿　发药＿＿＿＿

8. 张某，男，58 岁，干部。2013 年 6 月 13 日初诊。

患者胸闷、胸痛，进行性加重两个月余。不规范用药，未得缓解。就诊时，体胖，困倦，气短，咯痰。舌体胖大，边有齿痕，苔白滑，脉沉滑。既往有高血压病史。

血压：180/110mmHg。心电图：窦性心律，部分 ST 段下移。

西医诊断：高血压 3 级、冠状动脉性心脏病。

中医诊断：胸痹。证属痰浊痹阻，胸络不畅。

治法：通阳益气，豁痰宽胸。处方：瓜蒌 30g，薤白 15g，半夏 10g，天南星 10g，竹茹 10g，人参 10g，茯苓 30g，甘草 6g，石菖蒲 12g，陈皮 10g，枳实 6g，白芥子 15g。水煎服，取 7 剂。

6 月 20 日复诊，胸闷、胸疼减轻。原方继服 14 剂后，症状消失。

按：气虚生湿，湿聚为痰。痰浊中阻，胸阳不展，气机痹塞，脉络阻滞发为本病。方中瓜蒌、薤白化痰通阳，半夏、南星、竹茹化痰和中，人参补气扶正，使真气旺而邪气退。如此，气复痰清，胸阳宣通，而胸痛自止。

门诊处方笺

NO 0073574

（普通）

费别：社保　商保　新农合　自费　其他
科别　　　　　门诊号　　　201□年6月□日

姓名 张██　　性别：男 女　　年龄 58

临床诊断　冠心心律

R

瓜蒌 30g　薤白 15g　半夏 10g

胆南星 10g　竹茹 10g　人参 10g

三七 3g　甘草 6g　石菖蒲 12g

阿胶 10g　松朱白茯神 15g

水煎服　取柒剂

医师　谭波　审核　　　　药价　　　

调配　　　　核对　　　　发药

9.张某，女，60岁，农民。2015年5月7日初诊。

患者胸闷，心悸，气短，倦怠乏力，腰腿酸痛，纳差尿频，时轻时重7年，近半月来进行性加重。就诊时，舌暗红，苔白厚，脉沉涩。

血压：135/100mmHg。形体胖盛，面色㿠白。心脏听诊：主动脉瓣及二尖瓣区均可闻及3/6级的收缩期吹风样杂音。心电图：窦性心律不齐，频发房早。ST-T呈慢性缺血样改变。

中医诊断：胸痹。证属心肾亏损，胸络痹阻。

治法：温补心肾，活血散痹。保元汤合杜仲散：党参15g，黄芪30g，炒白术12g，茯神15g，肉桂10g，干姜10g，木香6g，檀香10g，砂仁10g，丹参15g，三七4g（冲），炙甘草10g，炒杜仲12g，炒芡实12g。水煎服，取7剂。

5月14日复诊，诸症俱减。舌较前红润，苔白，脉沉。上方照服7剂。

5月21日，诸症皆去。心电图：较前明显好转：为求远效，予上方加郁金15g，水蛭10g作水丸服以善后。

按：夫"气为血之帅"。今心肾亏虚，血瘀胸络，心阳不展。故治以温补心肾，活血通络，佐以芳香之剂以通窍，使阳气得充，心窍得通，则胀闷自解，心悸自宁矣。

NO 0073576

门诊处方笺

普通

费别: 社保   商保   新农合   自费   其他
科别 _____   门诊号 _____   20□年5月7日

姓名 张██   性别:男 女   年龄 60岁

临床诊断 _____

R 党参15 黄芪30 炒白术15 茯神15
肉桂10 干姜10 木香6 泽兰15
桃仁15 丹参15 三七6 鸡内金15
炒枳壳15 炒麦芽15

水煎温服   取 □ 剂

医师 [签名]   审核 _____   药价 _____
调配 _____   核对 _____   发药 _____

10. 陈某，女，74 岁，市民。2015 年 5 月 21 日初诊。

患者胸闷气短，心慌乏力，时轻时重 18 年，加重并恶寒肢冷，身有微热，头摇肢颤，惊悸不安 9 天。就诊时，面色晦滞，舌红，苔白而干，脉浮数。

体温：37.7℃。心电图：窦性心律不齐，部分 ST-T 呈缺血样改变。

中医诊断： 胸痹。证属体虚外感，胸络瘀阻。

治法： 和解表里，佐以通络散痹。柴胡桂枝加龙骨牡蛎救逆汤加味：柴胡 12g，黄芩 12g，半夏 10g，党参 15g，桂枝 10g，白芍 12g，生龙牡各 30g，钩藤 15g，元胡 10g，鸡血藤 15g，郁金 15g，川芎 12g，甘草 6g，生姜 3 片、大枣 3 枚引。取 3 剂，水煎服，每日 1 剂。

5 月 24 日，上方服 3 剂，热退，不再恶寒肢冷、头摇肢颤、惊悸不安，胸闷减轻。上方去鸡血藤，加丹参 15g，降香 12g，取 7 剂，水煎服，每日 1 剂。

5 月 31 日，症状消失，停药。

按： 患者年已七旬，真气亏虚，复感外邪，表里不和，阴阳失调，邪客半表半里间，加之心脉瘀阻而成此疾。治之之法，自当是调和表里阴阳，佐以通脉宁心。柴胡桂枝加龙骨牡蛎救逆汤，恰当此时也。

NO 0073577

门诊处方笺

普通

费别：社保　商保　新农合　自费　其他
科别＿＿＿＿＿　门诊号＿＿＿＿　20　年　月　日

姓名 陈██　性别：男 女　年龄 74岁
临床诊断　脑痹 好哦～

R

柴胡 12　黄芩 12　半夏 10　党参 15

桂枝 10　白芍 12　生姜 牡蛎 钩藤 15

元胡 10　鸡血藤 15　郁金 15　川芎 12

甘草 6g

水煎服

取叁剂

医师＿＿＿＿　审核＿＿＿＿＿　药价＿＿＿＿
调配＿＿＿＿　核对＿＿＿＿＿　发药＿＿＿＿

（三）不寐

1.谭某，女，50岁，农民。2016年6月2日初诊。

患者20多年来多梦、失眠，不规律服过多种药物，至今未愈。近半年来加重，伴五心烦热，急躁易怒，周身困乏，月经先后无定期，经前腹痛。就诊时，舌暗红、苔薄黄、脉沉涩。

中医诊断：不寐。证属血虚夹瘀，心神失养。

治法：养血活血，宁心安神。桃红四物汤加减：桃仁12g，红花9g，当归12g，川芎9g，生熟地各12g，赤白芍各12g，香附12g，合欢皮15g，夜交藤15g，栀子10g，淡豆豉12g。取10剂，水煎服，每日1剂。

6月16日复诊，症状减轻，仍感乏力。加炒白术15g，云苓15g，生龙牡各30g以健脾宁心，继服14剂。

6月30日，诸症尽解，停药。

按：患者失眠多梦，日深不愈，伴五心烦热，急躁易怒，肝气亢盛可知。今肝气亢盛，扰乱心神，心神不安，故有是证也。方用桃红四物汤养血活血，佐以栀子豉汤加合欢皮以清肝安神，使肝气清、心血通则神归其舍，魂不外散而诸症自平也。

谭　波
全国基层名老中医药专家
传承工作室

专用处方笺

2016.6.2

谭██　女 50岁

桃仁12g　红花9g　当归12g　川芎9g
生熟地各12g　赤芍各12g　香附12g　合欢皮15g
夜交藤15g　栀子12g　淡豆豉12g

水煎服　拾剂

2. 傅某，女，50岁，农民。2015年5月28日初诊。

患者烦躁不寐，多梦易惊，心中懊恼，腰膝酸痛，面部虚胖，时轻时重两年余，半个月前因家务繁劳而加重。就诊时，口唇干红。舌红，苔黄腻，脉滑数。

血压：160/110mmHg。心电图：窦性心律，部分ST-T呈慢性缺血样改变。

中医诊断：不寐。证属痰热扰心。

治法：清心豁痰。礞石滚痰丸加减：青礞石30g，沉香10g，代赭石18g，大黄9g，胆星10g，半夏10g，陈皮10g，云苓30g，郁金15g，远志10g，栀子10g，豆豉10g。水煎服，取7剂。

6月4日复诊：烦躁、懊恼减轻，寐少梦多。上方加琥珀2g（冲），合欢皮20g，夜交藤20g，水煎服，取5剂。

6月9日，偶有心烦，已能入眠。舌淡红，苔薄腻，脉滑。上方继服7剂后，用胆星200g，半夏200g，云苓300g，陈皮200g，远志200g，栀子200g，豆豉200g，鸡血藤300g，郁金200g，合欢皮300g，夜交藤200g，甘草150g，做水丸服。每日两次，每次10g以善后。

按：长期不寐，且烦躁，懊恼，舌红，苔黄腻，脉滑数，则痰热扰心可知。故以清热豁痰，宁心安神而获效。诸如腰膝酸痛，乃瘀阻经脉所致，故于善后调理方中加鸡血藤，以养血活血，通经止痛。

NO 0073578

门诊处方笺

普通

费别：社保 商保   新农合   自费   其他
科别_____   门诊号_____   2015年5月28日

姓名 傅▮▮▮   性别：男 女   年龄 50岁

临床诊断   失眠

R   青礞石 3g   沉香 10g   代赭石 18g   磁石 9g

胆星 10g   半夏 10g   陈皮 10g   茯苓 30g

郁金 15g   远志 10g   栀子 10g   豆豉 10g

水煎服

取 柒 剂

医师_____   审核_____   药价_____

调配_____   核对_____   发药_____

3. 姜某，女，49 岁，工人。2014 年 7 月 3 日初诊。

患者失眠 3 年余，伴心悸健忘，精神疲倦，少气懒言，多汗，纳少，月经前后无定期，经量稀少，近半月来彻夜不眠。就诊时，舌淡，苔白，脉细。

心率：78 次 / 分。血压：125/80mmHg。心电图：大致正常。

中医诊断：不寐。证属心脾两虚。

治法：补益心脾，养血安神。归脾汤加减：党参 15g，炒白术 12g，茯神 15g，炙黄芪 30g，当归 12g，木香 5g，陈皮 6g，龙眼肉 10g，炒神曲 15g，远志 12g，炒枣仁 30g，生龙牡各 30g，甘草 6g。水煎服，取 7 剂。

7 月 10 日复诊，睡眠增加，仍感乏力疲倦，上方加桔梗 7g以益气升阳，继服 7 剂。

7 月 17 日，诸症递减。舌苔白厚。正值长夏，时时阴雨。上方加炒薏米 50g 以利湿，继服 14 剂。

7 月 24 日，睡眠渐安，余症解除。舌淡有齿痕，苔薄白，脉缓。继服 14 剂后，诸症皆除。

按：患者失眠心悸，神疲健忘，纳少，心脾两虚可知。故以补益心脾，养血安神剂而获效。《医学心悟》云："心血空虚，卧不安者，皆由思虑太过，神不藏也，归脾汤主之。"此之谓也。

姜■■ 女·49岁   失眠·心脾两虚

党参15g 炒白术15g 茯神15g 炙黄芪30g
当归15g 木香7.5g 陈皮6g 龙眼肉15g
炒神曲15g 远志15g 炒枣仁30g 生龙牡各30g
甘草6g

　　　　　水煎服   柒剂

　　　　　　　谭波

　　　　　　　2014.7.3

4. 刘某，男，53 岁，职工。2016 年 11 月 3 日初诊。

患者夜间阵发性汗出、心悸、烦躁，失眠早醒半月余，伴双上肢麻木，活动后减轻，出门在外，未经治疗，就诊时，舌质暗红、苔薄白，脉沉弦。

西医诊断： 失眠。

中医诊断： ①汗证，②失眠。证属心肾不交，阴阳不和。

治法： 调和阴阳，交通心肾。

（1）中药：加味交泰丸：肉桂 6g，黄柏 10g，黄连 10g，人参 6g，乌梅 15g，三七 3g（冲），夜交藤 15g，干姜 6g，川椒 9g，浮小麦 50g，生龙牡各 30g，当归 15g。水煎取汁 200ml，早、晚分两次温服，取 7 剂。

（2）针灸：调和阴阳，舒筋通络。取穴：肩髃、曲池、尺泽、外关、复溜、太溪、合谷。每日 1 次。

11 月 10 日复诊，症状明显减轻，原方继服 7 剂。针刺穴位同前，每日 1 次。

11 月 17 日，诸症皆除。

预防保健： ①加强锻炼，劳逸结合，避免过度思虑，保持精神愉快。②避免风寒，以防感冒，汗出之后，及时擦干。③出汗后需更换内衣，注意保持衣服、床具干燥清洁。

按： 患者夜间阵发性汗出、心悸、烦躁，失眠早醒，阴阳失调，水火不济可知。用黄连、黄芩之苦以泄热坚阴，附子、干姜、肉桂、川椒之辛以通阳，俾水火相济，阴阳相合。人参补气扶其正；葛根、三七、当归以养血通经；浮小麦、乌梅、牡蛎固阴敛汗；如此配伍，阴阳调和，经络疏通，诸症自除。肩髃、曲池、尺泽、外关疏通上肢经脉，缓解上肢麻木，太溪敛阴，合谷配复溜以止汗。针药并用，俾"阴平阳秘，精神乃治"。

谭 波　专用处方笺
全国基层名老中医药专家
传承工作室　　2016.11.3

刘▮▮　男 53岁.

肉桂6g 黄连10g 黄柏10g
人参6g 乌梅15g 北(?)3g
败酱藤15g 干姜6g 川楝6g
浮萍5g 生发北芪30g 甘(?)15g

水煎服　取柒剂

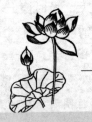

5. 王某，女，52 岁，公务员。2017 年 8 月 30 日初诊。

患者自述，失眠头晕、头胀、心烦、全身酸楚两个月余，未正规治疗。就诊时，舌红，苔黄，脉弦数。

西医诊断： 失眠。

中医诊断： 不寐。证属肝火扰心。

治法： 疏肝解郁，清心安神。

（1）中药：丹栀逍遥散加减：丹皮 12g，炒栀子 12g，当归 12g，白芍 12g，柴胡 12g，茯苓 30g，白术 15g，淡豆豉 15g，麦冬 12g，生龙牡各 30g，陈皮 12g，半夏 12g，甘草 6g。水煎取汁 200ml，早、晚分两次温服，取 10 剂。

（2）针灸：调和阴阳，解郁安神。取穴：百会、神门、三阴交、照海、申脉、安眠、风池、悬钟。每日 1 次。

9 月 9 日复诊，诸症减轻，中药原方继服 10 剂。针灸处方加内关穴。

9 月 19 日，心烦、失眠明显好转，无头晕、头胀、无身体酸楚。舌红，苔白，脉弦。中药继服每日 1 剂，针灸每天 1 次。七天后，诸症皆除。

预防保健： ①注重精神调摄，克服过度的紧张、兴奋、焦虑、抑郁、惊恐、愤怒等不良情绪。保持喜怒有节、精神舒畅，顺其自然的心态。②规律作息时间，保持睡眠环境安宁。

按： 由患者失眠、头胀、心烦、全身酸楚可知，此为肝气郁结，化火伤阴，给予栀子、豆豉疏发郁热，清肝散火；当归、白芍、麦冬滋阴养血；柴胡、薄荷疏利肝胆之气；生龙骨牡蛎镇心安神，茯苓、白术、陈皮、半夏益气化痰以解郁。督脉的百会穴入络于脑，可补脑调神、清利头目；心之原穴神门，宁心安神；肝脾肾三经的交会穴三阴交，益气养血安神；照海通阴跷，申脉

通阳跷，申脉配照海可调和阴阳，配安眠穴以安神；风池配悬钟
以清利头目。针药并用，事半功倍，故可速效。

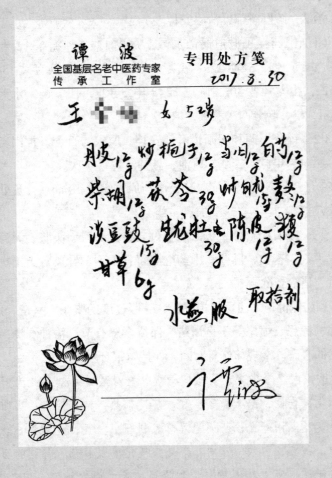

（四）多寐

张某，男，62 岁，退休工人。2013 年 4 月 2 日初诊。

患者多寐嗜卧，无梦少思，疲惫无力，不思饮食，时已月余。就诊时，舌淡，苔白厚，脉濡。

心率：60 次 / 分。心电图：正常。颅脑 CT：无异常发现。甲状腺功能：正常。

中医诊断： 多寐。证属湿痰上蒙，清阳不升。

治法： 化痰升阳，醒神开窍。涤痰汤加减：半夏 12g，陈皮 10g，云苓 30g，枳实 10g，竹茹 15g，砂仁 10g，白蔻 10g，郁金 15g，菖蒲 15g，桔梗 9g，炒白术 12g，甘草 6g，生姜 3 片、大枣 3 枚引。水煎服，取 7 剂。

4 月 9 日复诊，症状减轻，仍感疲乏无力，上方加人参 10g，水煎服，取 10 剂，每日 1 剂。

4 月 21 日，患者来告，诸症已解，两天前已停药。

按： 多寐之疾，病因多多，今因湿痰上蒙，清窍失聪。故取豁痰升阳之法。白术、人参补其气，温胆汤化其痰；砂仁、白蔻芳香理脾，以杜生痰之源；用桔梗以升阳；郁金、菖蒲以开窍。气旺则痰消，窍开则神清矣。

NO 0073579

门诊处方笺

费别：社保　商保　　新农合　　自费　　其他

科别＿＿＿＿＿＿　门诊号＿＿＿＿　201 年4月2日

姓名 张▇▇　　性别：男 女　　年龄 62岁

临床诊断＿＿＿＿＿＿＿＿＿＿＿＿＿

R

半夏15g 陈皮10g 云苓30g 枳实10g

竹茹15g 砂仁10g 白蔻10g 郁金15g

菖蒲15g 桔梗9g 炒枳壳 甘草6g

生姜3块 大枣三枚

取 柒 剂

医师＿＿＿＿　审核＿＿＿＿　药价＿＿＿＿

调配＿＿＿＿　核对＿＿＿＿　发药＿＿＿＿

三、脑系疾病

（一）头痛

张某，男，59 岁，农民。2013 年 11 月 28 日初诊。

患者两颞部头疼，时作时止，疼如锥刺，进行性加重半月余，伴心烦、易怒、急躁、失眠，便秘，若得睡眠，自行减轻。就诊时，舌红瘦长，苔薄黄，脉弦数。

血压：150/96mmHg。血常规：正常。脑 CT：正常。颈椎 X 线拍片：颈椎生理曲度变直，颈椎骨质增生。

中医诊断：头痛。证属肝火上炎，经络瘀阻。

治法：清热平肝，化瘀通经。石决明菊花汤：石决明 30g，天麻 10g，僵蚕 9g，全蝎 3g（研末冲服），川芎 6g，荆芥 6g，菊花 10g，蔓荆子 10g，白芍 30g，甘草 9g。水煎服，取 5 剂。

12 月 3 日复诊，疼痛程度减轻，次数减少。大便仍干。上方加夏枯草 10g，大黄 9g，水煎服，取 10 剂，每日 1 剂。

12 月 13 日，症状消失。舌瘦长，苔薄，脉缓。嘱患者忌食辛辣，避免急躁，以防肝火复起。

按：肝气素盛，急躁，易怒，复受烦劳，化火生风，风阳上扰而生此疾。方以石决明、白芍、僵蚕平肝清热；川芎、全蝎、菊花、蔓荆子通络以止疼；肝火炽盛，可加栀子。今大便干结，故加大黄以泻热。火息风停，则诸症自去。

NO 0073580

门诊处方笺

普通

费别: 社保　商保　新农合　自费　其他

科别＿＿＿＿＿　门诊号＿＿＿＿＿　201?年11月28日

姓名 张▮▮　　性别: 男 女　年龄 59岁

临床诊断　　头疼

R

石决明 30　　天麻10g　僵蚕9g

全虫冲服3g　川芎6g　荆芥6g

菊花10g　　薄荷10g 白芷30g

甘草9g

水煎服

取 伍 剂

医师 谭伯平　审核＿＿＿＿＿　药价＿＿＿＿＿

调配＿＿＿＿＿　核对＿＿＿＿＿　发药＿＿＿＿＿

（二）眩晕

1. 高某，女，43 岁，市民。2015 年 7 月 30 日初诊。

患者头晕，头目胀痛，心烦，失眠，急躁，左上肢酸麻，疼痛无力，时作时止 10 余日。就诊时，口干，口苦。面色红赤，小便黄，舌边尖红，苔薄黄，脉弦数。

血压：175/100 mmHg。颈椎 CT 三维重建：C2/3、C3/4、C4/5 椎间盘突出，颈椎骨质增生，生理曲度反折。

中医诊断：头晕。证属肝火上炎，窍络痹阻。

治法：清肝散火，通络开窍。柴胡葛根汤加减：柴胡 12g，葛根 12g，黄芩 12g，栀子 10g，赤芍 15g，鸡血藤 15g，蔓荆子 12g，川芎 12g，威灵仙 10g，僵蚕 9g，菊花 10g，生龙牡各 30g，甘草 9g。水煎服，取 7 剂。

8 月 6 日，症状减轻，仍有左上肢酸疼，上方加桂枝 9g，白芷 10g，继服 7 剂。

8 月 13 日，诸症递减，时有心烦，急躁。上方加莲子心 10g 以清心泻火，取 5 剂，每日 1 剂。

8 月 19 日，诸症俱解，面色红润，舌淡红，苔薄，脉缓。停药。

按：夫头晕目胀痛，心烦急躁，失眠，口干苦，尿黄赤，肝火上炎可知；左上肢酸疼，经络痹阻自明，故治以"清肝散火，通络开窍"。待火减阳平，晕胀可解；络通窍利则酸疼自止。

NO 0073581

门诊处方笺

费别: 社保   商保   新农合   自费   其他
科别＿＿＿＿   门诊号＿＿＿   20１５年 7月2０日

姓名 高＿＿＿   性别:男 女   年龄 43

临床诊断＿＿＿ 头晕＿＿＿

R

柴胡 12g 葛根 12g 黄芩 12g 栀子 12g
赤芍 15g 鸡血藤 15g 姜黄 12g 川芎 12g
灵仙 12g 僵蚕 9g 菊花 12g 生龙牡各 30g
蝉草 9g

水煎服

取 柒 剂

医师＿＿＿＿   审核＿＿＿＿   药价＿＿＿＿
调配＿＿＿＿   核对＿＿＿＿   发药＿＿＿＿

2. 李某，男，38 岁。商人。2014 年 3 月 5 日初诊。

患者头晕头痛，持续不解，甚则呕恶，耳鸣 3 天，伴心烦、急躁、易怒。舌红，苔白，脉弦滑。

中医诊断：肝风眩晕。此乃肝阳上亢、化火生风所致。

治法：平肝息风。自拟方"钩藤散"加减：白蒺藜 10g，菊花 10g，石决明 30g，天麻 10g，钩藤 30g，蔓荆子 10g，僵蚕 10g，焦三仙各 15g，陈皮 10g，云苓 30g，竹茹 12g，甘草 6g。取 5 剂，水煎服。

3 月 12 日复诊，头痛减轻，头晕仍有发作，仍感心烦，大便涩滞不畅。嘱患者节饮食，多运动。上方加大黄 6g，枳实 10g，取 7 剂，水煎服。

3 月 19 日，症状消失。嘱患者停药，忌辛辣饮食。

按：《内经》云："诸风掉眩，皆属于肝。"本案眩晕，乃肝阳上亢，风火上扰所致。患者素嗜烟酒，起居无节，肝阳上亢，化火生风，风火上扰，清窍失聪，故令头晕、头痛、耳鸣；相火扰心，故心烦、急躁、易怒；痰气中阻，胃失和降，故呕恶。方用蔓荆子、僵蚕、天麻、钩藤凉肝息风；石决明、白蒺藜平肝潜阳；陈皮、竹茹、大黄和胃降逆。俾热清风息，胃气和降则晕痛自休矣。

NO 0073582

门诊处方笺

普通

费别: 社保   商保   新农合   自费   其他
科别_____   门诊号_____   20/4年3月5日

姓名 李■■   性别: 男 女   年龄 38岁

临床诊断   脑晕

R

白蒺藜 10g 菊花 10g   石决明 30g
云芍 10g 钩藤 20g, 蔓荆子 10g
僵蚕 10g 焦三仙 各 陈皮 10g
云苓 30g 竹茹 10g 甘草 6g

水煎服

取 位 剂

医师 _____   审核_____   药价_____

调配_____   核对_____   发药_____

3. 张某，男，52 岁，干部。2016 年 6 月 30 日初诊。

患者半年多来，眩晕头胀，头昏如蒙，气短神疲，劳累时胸闷多汗，近 1 周症状加重。就诊时，面色㿠白。舌淡红，有齿痕，苔白稍厚，脉细涩。

颅脑 MRI：①脑内多发小缺血灶、软化灶；②白质性脑病；③副鼻窦炎。颈 A 彩超：双侧颈动脉粥样硬化并斑块形成。EKG：①窦性心动过缓（53 次 / 分钟）；②左前分支传导阻滞；③心肌损害。

西医诊断：①脑梗死，②鼻窦炎，③动脉硬化，④冠心病。

中医诊断：眩晕。证属气虚血瘀。

治法：益气活血，逐瘀通窍。黄芪颗粒 300g，丹参颗粒 300g，西洋参 300g，麦冬 300g，五味子 200g，水蛭 250g，地龙 250g，僵蚕 250g，蜈蚣 30 条　黄精 300g，女贞子 300g，菟丝子 300g，陈皮 300g，枳实 300g，当归 300g，赤芍 300g，川芎 300g，鸡血藤 300g，三七粉 200g。上药粉碎，水泛为丸，如绿豆大。每日两次，每次 10g。

8 月 1 日随访，劳累后稍有胸闷，余无不适。

按：该患者久病体虚，气虚清阳不升，清窍失聪，故眩晕，头昏如蒙，气短神疲。夫气为血之帅，气虚不足，则血不上承，故头晕。心脉不畅故胸闷。今以补气养血，活血通窍之剂，俾气血充盈，清窍宣通，而眩晕自平也。

谭　波　**专用处方笺**
全国基层名老中医药专家
传承工作室　　2016.6.30

张** 男 52岁 动脉硬化

黄芪300g（配方颗粒）　丹参300g（配方颗粒）　西洋参300g　麦冬300g

五味子20g　水蛭25g　地龙25g　僵蚕25g

蜈蚣30条　黄精300g　楮实子300g　菟丝子300g

陈皮300g　枳实300g　当归300g　赤芍300g

川芎300g　鸡血藤300g　䖳200g

上药粉碎，水泛为丸，如绿豆大，

每次10g，一日2次，温水送服。

壹料

4.冯某，女，65岁，农民。2014年2月2日初诊。

患者眩晕耳鸣，脘腹痞满，饮食不振，甚则呕恶。常因恼怒或劳累过度而诱发，5天来情怀不畅，而出现上述症候，伴见大便干结，尿少黄赤。舌体胖大，苔白腻，脉沉滑。

血压：126/78mmHg。腹无压疼。

西医诊断：梅尼埃病。

中医诊断：眩晕。证属风痰流窜。

治法：祛风化痰，和中降逆。半夏白术天麻汤加减：陈皮10g，半夏12g，炒白术12g，天麻10g，泽泻15g，云苓30g，枳实10g，竹茹12g，钩藤15g，天竺黄10g，磁石30g，生甘草6g，生姜、大枣引。水煎服，取7剂。

2月9日复诊，眩晕减轻，未再呕恶，饮食渐增，大便仍干。上方加大黄10g，蔓荆子10g，去泽泻，水煎服，取7剂。

2月16日，诸症俱解，停药。

半年后随访，未再复发。

按：此证因脾虚生湿，湿郁成痰。适逢恼怒，使肝气上逆，化热生风，风痰上壅，清窍失聪，故令眩晕。痰气中阻故脘腹痞满，饮食不振；胃气上逆故呕恶不适。方以白术补脾化湿；天麻、竹茹化痰息风；天竺黄豁痰开窍；磁石镇肝降逆。俾中州调和，痰消风息，而眩晕自平，呕恶自止。

NO 0073583

门诊处方笺

普通

费别：社保 商保 新农合 自费 其他
科别_____ 门诊号_____ 2016年2月2日

姓名 冯＿＿ 性别：男 女 年龄 65岁
临床诊断 风痰眩晕

R

陈皮10g 半夏12g 炒白术12g
天麻10g 泽泻15g 云苓30g
枳实10g 竹茹12g 夜合欢15g
天竺黄10g 磁石30g 生姜6g

水煎服 生姜三片大枣五枚
引

取 柒 剂

医师_____ 审核_____ 药价_____
调配_____ 核对_____ 发药_____

5. 宋某，女，56 岁，农民。2014 年 1 月 16 日初诊。

患者头痛头晕，昏蒙不清，反复发作 3 年余。1 周来熬夜劳累，旧病复发，伴健忘、忧虑、多愁、面色无华。舌淡，苔白，脉沉细。

颅脑 CT：未见异常。心电图：大致正常。

中医诊断： 眩晕。证属风痰上扰。

治法： 化痰息风，健脾通窍。处方：半夏 12g，天麻 12g，党参 15g，炒白术 15g，茯神 15g，陈皮 12g，钩藤 30g，川芎 12g，白芷 12g，合欢皮 30g，竹茹 15g，枳壳 12g，香附 12g，薄荷 9g，甘草 6g。水煎服，取 7 剂。

1 月 23 日复诊，头晕、头痛减轻。上方继服 7 剂。

1 月 30 日，忧愁渐安。后随症加减，续服 4 周，诸症消失。改水丸继服，以巩固疗效。

按：《脾胃论》云："足太阴痰厥头痛，非半夏不能疗；眼黑头眩，虚风内作，非天麻不能除。"方中辨证选用此二者，以祛风化痰；用白术、党参、茯苓、陈皮、健脾化湿，以绝其生痰之源。标本兼顾，痰祛风清，而诸症遂愈。

NO 0073584

门诊处方笺

（普通）

费别：社保　商保　　新农合　　自费　其他
科别　　　　　　　门诊号　　　2016年 1 月16日

姓名 宋▉　　　性别：男 女　　年龄 56岁

临床诊断

R

半夏 12　去味 12 党参 15 炒术 15
茯神 15　　陈皮 22 钩 30 川芎 12
白蒺 12　鈎皮 30 竹茹 12 枳壳 12
真附 12 薄荷 9 草 6

水煎服

取 柒 剂

医师　　　　　审核　　　　　药价
调配　　　　　核对　　　　　发药

（三）耳鸣

1. 王某，女，52岁，干部。2014年8月28日初诊。

患者5天前突然出现耳聋，耳鸣，两耳塞涨，头重昏蒙。舌体胖大，边有齿痕，苔白滑润，脉弦滑。

血压：130/85mmHg。形体肥胖，耳道正常。脑CT：无异常。

中医诊断：耳聋。证属痰蒙清窍。

治法：理气化痰，祛风开窍。涤痰汤加减：陈皮12g，半夏12g，云苓30g，竹茹12g，枳实12g，天南星10g，石菖蒲15g，郁金12g，泽泻10g，菊花10g，佛手10g，磁石30g，生龙牡各30g，甘草6g。水煎服，取7剂。

9月15日复诊，症状稍减。舌苔仍白滑而润，上方加藿香12g，苍耳子12g，水煎服，取7剂。

9月25日，听力正常，稍感耳涨。上方继服7剂。

10月2日，痊愈停药。

按：气机不利，水湿不行，湿聚成痰。偶感风邪，风痰上窜，蒙蔽清窍而生此疾。故予理气化痰，祛风通窍而愈也。即所谓："善治痰者，不治痰而治气，气顺则一身之津液亦随之而顺矣。"故治痰疾，常配理气温通之品也。

王██   女、62岁

痰蒙清窍 耳鸣聤聋

陈皮12g 半夏12g 茯苓30g 竹茹12g
枳实12g 天南星10g 菖蒲15g 柳集12g
泽泻10g 菊花10g 佛手10g 磁石30g
生龙牡各30g 甘草6g

水煎服取7剂

谭波

2014. 8. 28

2. 杨某，女，52岁，干部。2016年6月23日初诊。

患者3年前始患耳鸣耳聋，曾多方求治，用药数种，然均无显效。就诊时，耳鸣较前减轻，但耳聋依旧，伴项背强急，时有颠顶头疼，乏力体倦，面色少华。舌胖大，质暗红，苔薄白，脉沉涩。

颈动脉彩超：双侧颈动脉粥样硬化并斑块形成。

西医诊断：①动脉硬化，②神经性耳聋。

中医诊断：①耳鸣。②耳聋。证属瘀阻清窍。

治法：活血通窍。处方：桃仁10g，红花10g，川芎15g，赤芍9g，石菖蒲15g，冰片0.1g（冲服），葛根12g，磁石30g，姜黄10g，鸡血藤20g，生姜3片、大枣3枚引。水煎服，取7剂。

6月30日复诊，上方服6剂后，耳鸣止，耳聋稍减。仍乏力，脉沉涩。上方加炙黄芪15g，升麻3g以补气升阳，取7剂，水煎服。

7月5日，诸症俱减。上方照服，取14剂，每日1剂。

7月19日，适值长夏，烦劳过度，复感暑湿。身疼乏力，口黏口苦，前方去姜黄之辛热，加藿香12g，苍术12g以解暑化湿，取14剂，每日1剂，水煎服。

8月4日，诸症渐去，面色较前红润，舌暗淡，苔薄白，脉沉。补气活血，以复其正。黄芪30g，桃仁10g，红花8g，川芎12g，赤芍12g，葛根12g，当归12g，蝉蜕10g，蔓荆子10g，取14剂，水煎服，每日1剂。

8月26日，痊愈停药。

按：耳鸣多实，耳聋多虚。今患者耳鸣耳聋，且颠顶头痛，舌暗红，脉沉涩，证属瘀阻清窍可知。故以活血通窍之剂，俾瘀散络通，清窍畅利，则鸣静、聋止也。

谭 波
全国基层名老中医药专家
传承工作室

专用处方笺
2016.6.23

杨██ 女 52岁

桃红 各10g   川芎15g   赤芍9g

石菖蒲15g   丹参冲30g   葛根12g

磁石30g   姜黄10g   鸡血藤20g

生姜三片   大枣三枚 引

水煎服   柒剂

于平

3. 张某，女，81 岁，家庭妇女。2016 年 11 月 13 日初诊。

患者半年多来，耳鸣如蝉叫，日轻夜重，甚则不能入睡，伴头晕、健忘、视物昏花，口干苦。舌红瘦长，苔薄黄而干，脉弦细数。

心率：84 次 / 分钟。血压 160/96mmHg。脑部 MRI、MRA 提示：轻度脑萎缩、脑动脉硬化。

中医诊断：耳鸣。证属肝肾阴虚，肝阳上亢。

治法：滋阴降火，清肝潜阳。地芍栀子汤：熟地 25g，枸杞 12g，山萸肉 12g，炒白芍 30g，炒山药 10g，云苓 30g，生龙牡各 30g，牛膝 15g，胆草 10g，栀子 9g，僵蚕 9g，蔓荆子 10g，甘草 10g，水煎服，取 7 剂。

11 月 20 日复诊：耳鸣减半，未再失眠，口不再苦，舌苔薄，脉弦细。效不更方，上方照服 7 剂。

11 月 26 日，诸症悉退而安。

按：患者已过耄耋之年，阴虚精少，清窍失充，故而头昏健忘，视物昏花。阴虚则阳亢，虚阳上越，故令耳鸣如蝉，甚则不能入睡。阳亢火盛，故见口干苦，舌红，苔黄而干，脉弦细数。方中以熟地、枸杞、萸肉、山药滋肾填精；芍药、生龙牡平肝潜阳，牛膝引虚阳下行；云苓养心安神；栀子、胆草、僵蚕、蔓荆子清肝以散火；以甘草缓肝之急，且调和诸药。俾阴精充实，肝火得清，则肝风自息，耳鸣自愈。清窍充盈，则头晕自止。

谭 波
全国基层名老中医药专家
传承工作室

专用处方笺
2016.11.17

张 ██   女 81岁   聘

熟地 25g   枸杞子 12g   山萸肉 12g
炒白芍 30g   怀山药 10g   云苓 30g
生牡蛎 30g   川牛膝 15g   龙胆草 10g
焦栀子 9g   白僵蚕 9g   菱剧子 10g
生甘草 10g

水煎服 柒剂

（四）中风

1. 申某，女，68 岁，农民。2016 年 1 月 21 日初诊。

患者近 6 年来，时常出现阵发性头晕头疼，失语，呆钝，右上肢无力，数分钟后逐渐缓解。今于 1 个月前复发，较前加重，持续不解，住入县医院，诊为"脑梗死"，住院治疗 21 天，症状减轻后出院。就诊时，仍头疼、头晕，舌謇语涩，健忘，呆钝，右上肢无力，少寐，纳差，口干。舌暗红，有瘀斑，苔厚稍黄，脉弦细。既往有高血压病史。

颅脑 CT：脑梗死。

中医诊断：中风，中经络。证属气虚血瘀。

治法：补气活血，通络开窍。处方：黄芪 30g，丹参 15g，红花 12g，赤芍 12g，地龙 9g，僵蚕 9g，路路通 12g，石菖蒲 12g，鸡血藤 12g，当归 12g，桃仁 12g，胆星 10g，皂角 10g，三七粉 5g（冲服），全蝎 6g（研末冲服）。水煎服，取 7 剂。

1 月 28 日复诊，头疼减轻，言语较前清晰，右上肢较前有力。舌暗红，苔薄黄，脉弦细。上方加葛根 12g，天竺黄 9g 以增加醒脑开窍之力，水煎服，取 7 剂。

2 月 4 日，诸症递减，舌暗红，苔薄白，脉弦细。上方照服，每日 1 剂。并服"三降胶囊"（水蛭 200g，地龙 200g，红曲米 300g，三七 300g，女贞子 300g，石菖蒲 200g，酒大黄 150g，虎杖 150g，石决明 200g，郁金 200g，黄精 300g，僵蚕 150g，路路通 150g，鸡血藤 500g，胆星 200g，天竺黄 150g，桃仁 200g，当归 200g，红花 200g，枳实 200g，葛根 300g，黄芪颗粒剂 500g，丹参颗粒剂 500g）。作水丸如绿豆大。每次 10g，每日两次以善后。

按：气血不足，络脉空虚，血脉虚滞，清窍失聪，故令头晕头疼，失语。经络瘀阻，营卫不通，故右上肢无力。以补气通络，活血开窍。俾清窍畅利，经络疏通，可愈此疾也。

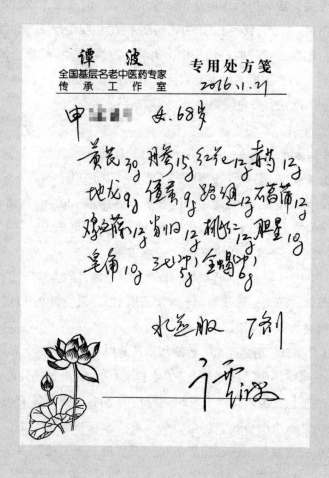

2. 陈某，男，65 岁，农民。2016 年 9 月 15 日初诊。

患者半年前患中风，遗留左侧偏瘫，失眠多梦，周身困倦，乏力懒动。就诊时，神情淡漠，面色少华，口唇紫暗，大便干涩。舌质暗红，舌下脉络怒张迂曲，苔白厚腻，脉沉滑。

西医诊断：①脑梗死，②高血压 3 级。

中医诊断：中风。邪客经络。

治法：活血化痰，息风开窍。处方：陈皮 10g，半夏 12g，云苓 30g，胆星 10g，天竺黄 10g，郁金 15g，石菖蒲 15g，桃红各 10g，路路通 12g，赤芍 12g，川芎 12g，枳实 10g，甘草 6g，秦艽 12g，防风 12g，地龙 9g。取 7 剂，水煎服，每日 1 剂。

9 月 22 日复诊，症状稍减，大便仍干，虚坐努责。上方加黄芪 30g，麻仁 30g 以补气润肠，取 7 剂，水煎服，每日 1 剂。

9 月 30 日，饮食增加，体力稍增，大便已畅。上方照服，取 14 剂，每日 1 剂。

10 月 31 日，家属来告，症状明显减轻，取上方做水丸服以善后。

按：中风后遗症，风痰死血，痹阻窍络之故也。日久多虚，若夫舌体红瘦、苔少而干，患肢拘急，乃阴虚也。今患者乏力懒动，患肢不举，舌苔白腻，气虚也。故以息风化痰治其标，而以补气活血治其本也。所以收效者，气足痰化，瘀血减少，则络得以通，窍得以开故也。然偏瘫日久之重者，愈得尽除，实难为之也。

谭 波
全国基层名老中医药专家
传承工作室

专用处方笺
2016. 9. 15

陈 ▓   65岁 男

陈皮10g 半夏12g 云苓30g 胆星10g
天竺黄10g 郁金15g 石菖蒲15g 桃红各10g
路路通12g 赤芍12g 川芎12g 枳实10g
甘草6g 秦艽12g 防风12g 地龙9g

水煎服 柴剂

3. 张某，男，65 岁，农民。2018 年 4 月 25 日初诊。

患者今晨起床时，突然晕倒，不能言语，口眼右歪，右侧肢体活动失灵，不能站立，侧仆于床前。家属将其送来医院。就诊时，舌暗淡，有紫点，苔厚腻，脉结代不齐。

体温：36.5℃。心率：90±次/分。脉搏：65±次/分。血压：175/105mmHg。口眼歪斜，鼻唇沟变浅，心率绝对不齐，心音强弱不一，脉搏短绌。右上肢肌力 II 级，下肢肌力 III 级。左侧肢体肌力尚可。EKG：ST 段平直下压 > 0.05mV，T 波 V_3~V_6 均矮小，T_{V1} > T_{V5}，P 波消失，代之以 f 波。

西医诊断： ①冠心病合并房颤，②脑梗死。

中医诊断： 中风。风痰瘀血，痹阻窍络。

治法： 祛风化痰，通络宣窍。解语丹加减：天麻 10g，远志 10g，石菖蒲 15g，全蝎 6g（研末冲服），羌活 9g，木香 6g，天南星 10g，白附子 10g，川芎 12g，防风 12g，钩藤 15g，秦艽 12g，丹参 18g，降香 12g，陈皮 9g，皂角 10g，甘草 6g。取 7 剂水煎服，每日 1 剂。

5 月 2 日复诊，眩晕、心悸减轻。舌謇语涩，表达不全，但已能发音。肢体活动较前有力，但站立不稳。原方照服，取 7 剂，每日 1 剂。

5 月 9 日，心悸止，眩晕不著，言语渐清，能扶床行步。上方加炒白术 15g 以补脾化痰，取 7 剂，水煎服，每日 1 剂。

5 月 16 日，能扶拐行走。言语迟滞，但表达完全。舌暗红，紫点减少，苔白，脉缓，偶有结代。效不更方，取 14 剂，水煎服，每日 1 剂。

5 月 30 日，能自己行走，但仍感右侧肢体乏力，言语迟滞，但表达完全。取上方 10 剂，做水丸，以善后缓图之。

按： 患者素有心悸，舌黯紫点，瘀阻经络可知。今突发偏瘫失语，苔厚腻，风痰流窜，清窍失聪自明。风痰死血痹阻络窍而生此疾。故以祛风豁痰，活络通窍之剂，俾其日渐康复。

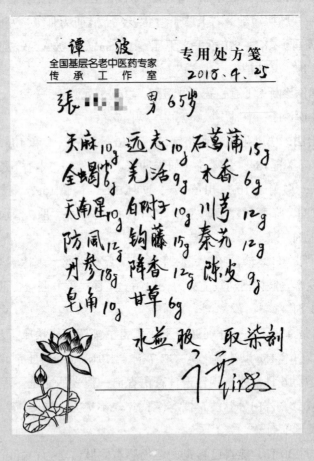

4.王某，男，61岁，农民。2017年11月5日初诊。

患者7年前始患头晕，诊为"高血压"，不规则服用降压药，症状时轻时重。40天前突然头晕加重，且头疼剧烈，喷射状呕吐，随后左侧肢体瘫痪，口眼歪斜，失语，住院诊为"脑出血""高血压性心脏病"，40天后神志渐清，但偏瘫依旧，故来门诊就医。

望诊：被动躺卧位，口眼歪斜，左侧肢体偏瘫、水肿。舌绛，无苔，裂纹较深。闻诊：舌謇语涩，无特殊气味。切诊：左侧肢体水肿，按之如泥。左寸口脉沉弦，右寸口脉沉细。

西医诊断：①脑出血恢复期，②高血压性心脏病。

中医诊断：中风。邪入脏腑，风痰瘀血，痹阻脉络，清窍失聪，故有是证。

治法：平肝息风，化瘀通络。加减大秦艽汤：秦艽12g，丹参30g，生地15g，赤芍15g，川芎9g，地龙9g，白附子10g，羌活9g，独活10g，防风12g，鸡血藤15g，双钩15g，木瓜10g，石决明15g，夏枯草10g。取7剂，水煎服，每日1剂。

11月12日复诊，服上药六剂，头昏头疼已止。偏瘫稍见好转。上方去石决明、夏枯草，加全蝎9g（研末冲服），桑寄生12g，取7剂，水煎服，每日1剂。

11月18日，偏瘫渐轻，手指足趾渐能伸屈，但膝、肘以上仍不能动。药已中病，原方照服，取14剂，水煎服，每日1剂。

12月3日，诸症俱减，肘、膝能自主伸屈，但仍感发凉，无力，不能站立。舌红，苔薄，脉沉弦。前方照服，取14剂，每日1剂。

12月18日，言语渐出，但表达不全。肢体活动明显好转，已能站立，但不能行走。手能持物，但握之不紧。舌稍红，苔薄白，脉弦。上方加皂角10g，郁金15g，石菖蒲12g以开窍利音，水煎服，取 14 剂，每日 1 剂。

2018 年 1 月 16 日，能扶拐棍行走，能自己吃饭，言语仍不甚清，但表达完全。原方照服，取 14 剂，每日 1 剂。

2018 年 4 月 3 日随访，言语迟涩，但表达完全。能扶拐棍行走，可自己出入家门。

取上方 10 剂，做水丸服以善后。

按：患者突然头晕头痛，剧烈呕吐，偏瘫口歪，不能言语。舌绛无苔，此为肝阳上亢，化火生风。风阳上窜，闭阻清窍，神明不用可知。故其治疗，当遵经训："治风先治血，血行风自灭。"以"平肝息风，化瘀通络"而获效。此证，现代医学诊断为"脑出血"。中医辨证属"瘀阻清窍"，故需大剂活血药，方能奏效。以其阳亢伤阴，故需生地以滋润之。

谭波　　专用处方笺
全国基层名老中医药专家
传承工作室　　2017.11.5

王██　男　61岁

秦艽12g　丹参30g　生地15g　赤芍15g

川芎9g　地龙9g　白附子10g　羌活9g

桔活10g　防风12g　鸡血藤15g　双钩15g

木瓜10g　石决明15g　夏枯草10g

水煎服　日一剂

取柒剂

5.刘某，男，27 岁，农民。2015 年 3 月 18 日初诊。

患者 3 天前不慎受凉，咽疼，头身疼，随后口眼左歪，口角流涎不能自止，右眼圆睁不能闭合。就诊时仍发热，汗出不畅，小便黄赤。舌尖红，苔厚腻，脉弦。

T：38.6℃，P：98 次 / 分，血压：125/82mmHg。右面部感觉迟钝，额纹不对称。肢体肌力、肌张力对称。

中医诊断：面瘫。风热上犯，风痰流窜之证。

治法：疏风清热，化痰通络。银翘散合牵正散加减：荆芥 12g，防风 12g，金银花 30g，连翘 10g，钩藤 30g，白芷 10g，僵蚕 10g，全蝎 6g（研末冲服），白附子 10g，胆星 10g，橘络 10g，柴胡 10g，牛蒡子 10g，石膏 100g，甘草 6g。水煎服，取 5 剂。

3 月 23 日复诊，诸症俱减。服药两天后体温已降至 36.5℃。舌尖仍红，苔较前为薄，脉滑。上方去石膏，取 7 剂，水煎服，每日 1 剂。

4 月 1 日，诸症俱减，自感乏力，纳差。舌尖稍红，苔薄，脉大而缓。补脾和胃，以绝生痰之源。处方：炒白术 12g，连翘 10g，全蝎 9g，白附子 10g，云苓 30g，僵蚕 10g，金银花 15g，橘络 10g，荆芥 10g，防风 12g，甘草 6g，生姜大枣引。续服 6 剂后痊愈停药。

按：面瘫多因风痰流窜，经络痹阻而成。今患者初因风热侵袭，热极化火，火热熬津而成痰，痰随风动，流窜经络而成此疾。故以大剂清热解毒之品以胜之，俾热清、痰化、风息。口眼自复其位也。

门诊处方笺　　(门诊签约)

科别：＿＿＿＿＿　2017 年 3 月 18 日

姓名 刘██　年龄 27岁 性别 男　门诊号＿＿＿

临床诊断：＿＿＿＿＿＿＿＿＿＿＿＿

R:

荆芥12g 防风12g 双花30g 连翘10g
双钩30g 白芷10g 天竺10g 金蝉10g
蜱蜓10g 胆星10g 橘络10g 竹叶10g
牛子10g 石膏100 辞白

扎煎服
取伍剂

医师＿＿＿＿＿＿　审核＿＿＿＿＿＿　金额＿＿＿＿＿＿

6. 董某，女，60 岁，退休工人。2013 年 3 月 5 日初诊。

患者左侧肢体偏瘫，木胀发凉，左手不能持物，行步蹒跚，口眼歪斜，舌謇语涩，头晕，呆钝半月余。就诊时，大便干结，频繁遗尿。舌体瘦长，舌质暗红，苔白而干，脉弦硬。

高血压、冠心病已 10 年余。

血压：130/100mmHg。左侧肢体感觉迟钝，肌力Ⅲ级。颅脑CT：多发性脑梗死。

中医诊断：中风。证属肝风上窜，邪客经络。

治法：平肝潜阳，活血通络。处方：天麻12g，钩藤30g，牛膝12g，杜仲10g，决明子15g，桃仁12g，红花10g，当归18g，川芎12g，赤芍12g，鸡血藤15g，水蛭6g（装胶囊），三七粉（冲）3g，郁金15g，大黄10g，寄生15g，甘草6g。取5剂，水煎服，每日1剂。

3 月 12 日，偏瘫、口歪减轻，言语渐清，大便畅通。去大黄，加秦艽 12g 以通经活络，取 14 剂，每日 1 剂，水煎服。

3 月 26 日，左侧肢体冷木减轻，肌力Ⅳ级。言语渐清，表达完全，能扶拐棍行走。效不更方，取 14 剂，水煎服。每日 1 剂。

4 月 10 日，诸症递减，未再头晕。为求远效，上方加地龙至9g，取 10 剂，做水丸服。每日两次，每次 10g。

3 个月后，行动自由。除患肢乏力，自感发凉外，余无不适。嘱加强功能锻炼。低盐、低脂饮食，坚持如一。

按：患者素体阳盛，适逢初春，肝阳上亢，阳亢风生，风邪上窜，清窍失聪，发为本病。故以平肝潜阳之法，石决明配牛膝以平肝潜阳；天麻、钩藤以清肝息风；鸡血藤、当归养血活血；水蛭、桃仁、川芎活血通络；杜仲、寄生以强肾；三七配大黄以活血泻浊。俾肝平风自息，瘀消络自通。中脏苛疾，虽无根除之力，却有锐减之功。

门诊处方笺　(门诊签约)

科别：_____　2017年3月5日

姓名：葛█　年龄 60　性别 女　门诊号_____

临床诊断：_____

R:

天麻 12　双钩 30　牛膝 12　杜仲 10g

草决明 15g　桃仁 12　红花 12　当归 10g

川芎 12　赤芍 12　鸡血藤 15g　桑寄生 15g

地龙 10g　三七冲 3g　寄生 15g　甘草 6g

水蛭、装胶平 6g

水煎服

取 5剂

医师　张██　审核_____　金额_____

7. 辛某，男，72 岁，农民。2014 年 4 月 7 日初诊。

患者左侧肢体麻木无力，活动失灵，舌謇语涩，少气懒言，大便涩滞半年余，加重两个月。就诊时，舌暗红，苔白，脉沉细，左寸口脉沉涩，右寸口脉沉细。

血压：138/92mmHg。左侧肢体感觉迟钝，肌力Ⅳ级。颅脑CT：①陈旧性脑梗死；②脑动脉硬化。

中医诊断：中风后遗症期，证属气虚血瘀，经络痹阻。

治法：补气活血，逐瘀通路。补阳还五汤加减：黄芪 50g，桃仁 9g，红花 9g，地龙 9g，当归 9g，赤芍 9g，川芎 9g，鸡血藤 30g，钩藤 12g（后下），僵蚕 9g。水煎服，取 7 剂。

4 月 14 日复诊，乏力减轻，言语较前流利。上方加桂枝 9g，橘络 9g，路路通 12g，继服 7 剂。

4 月 21 日，诸症俱减。上方照用，取 7 剂，每日 1 剂。

4 月 28 日，诸症递减。为求后效，上方取 10 剂。加工成水丸。每服 10g，每日两次。饭后温开水送下。

按：中风邪客经络，肌肤不仁，麻木不用，气虚血瘀，经络不通故也。气血瘀闭，廉泉不开，故言语涩滞也。方予补阳还五汤，黄芪为君以补气，气旺则血行，血行则络通，木胀可解；气旺则痰化，廉泉无痰阻则音声能彰。经云："营气虚则不仁，卫气虚则不用；营卫俱虚则不仁且不用。"此之谓也。

门诊处方笺 （门诊签约）

2014年4月7日

科别：

姓名 辛███ 年龄 72岁 性别 男 门诊号

临床诊断： 中风后遗症

R:

黄芪50g 桃仁9g 红花9g 地龙9g

当归9g 赤芍9g 川芎9g 鸡血藤30g

钩藤15g 天麻9g

水煎服

取柒剂

医师 _____ 审核 _____ 金额 _____

8. 王某，男，44岁，商人。2016年10月6日初诊。

患者于4个月前出现右侧肢体活动失灵，言语不清。在江阴市人民医院诊断为"脑梗死"。遂后去"潍坊市中医院"治疗，好转后出院。遗留右侧肢体活动欠灵活，言语涩滞。为求进一步好转，来我院初诊。就诊时，言语涩滞，表达不全，右手手指屈曲不利，不能伸直，头颈右歪，颈项强急，腹胀纳差，大便不通。舌暗红，体胖大有齿痕，苔黄腻，脉沉弦。

西医诊断：脑梗死恢复期。

中医诊断：中风。证属痰热腑实。

治法：通腑泄浊，化痰息风。

（1）中药：星蒌承气汤加减：酒大黄12g，瓜蒌30g，胆南星12g，枳实12g，天竺黄9g，厚朴9g，桃杏仁各12g，鸡血藤30g，片姜黄12g，葛根18g。水煎取汁200ml，早、晚分两次温服，取7剂。

（2）针灸：调神导气，疏通经络。取穴如下：水沟、内关、三阴交、极泉、尺泽、委中、丰隆、阴陵泉、脾俞、大肠俞、太冲、廉泉。每日1次。

10月13日复诊，腹胀减轻，脉沉微弦。上方中药加草果12g，青皮12g，水煎服，取7剂。针灸处方，加金津、玉液点刺放血1次。

10月20日，言语渐清，表达完全，肢体活动明显好转。

预防保健：①做好二级预防，防止中风复发。②清淡饮食，忌肥甘厚味、辛辣刺激之物。③保持心情舒畅，做到起居有常，饮食有节，避免疲劳。

按：患者肢体活动失灵，伴腹胀便秘，属中风之痰热腑实证。故予桃仁、杏仁、大黄通腑泄热；天竺黄、胆南星、瓜蒌清热化痰；枳实、厚朴、消胀除满；鸡血藤、姜黄、葛根补血活血以通络。本方泻中寓补，祛邪而不伤正，标本兼治。夫脑为元神之府，督脉的水沟穴入络于脑，可醒脑开窍，调神导气；心主血藏神，心包经的络穴内关，调理心神，疏通气血；足三阴经的交会穴三阴交，可滋补肝肾；极泉、尺泽、委中、血海疏通肢体经络；丰隆穴祛痰，配伍水沟豁痰开窍；脾俞、阴陵泉可健脾祛湿；廉泉疗饮水呛咳；金津、玉液为局部取穴，刺激舌体，疏通经脉，改善血液循环。中药配合针灸双管齐下，相辅相成，促进了患者的康复。

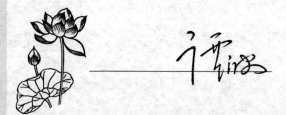

谭 波
全国基层名老中医药专家
传承工作室

专用处方笺
2016.10.6

王＊＊　男 44岁

酒军 12g　瓜蒌 30g　胆南星 12g　枳实 12g
天竺黄 9g　厚朴 9g　杏桃仁各 12g　鸡血藤 30g
地龙黄 12g　葛根 18g

水煎服　柒剂

9.许某，男，65岁。2016年9月15日初诊。

患者44天前突然发生左侧肢体活动失灵，持物不稳，口眼歪斜，颅脑CT示双侧放射冠区腔隙性脑梗死，于我院脑病科以抗栓调脂、改善循环、脑保护、调控血压、营养心脏等对症支持治疗，好转后出院。仍有左侧肢体活动不灵，反应迟钝，饮水呛咳，全身困倦，失眠多梦，不思饮食。舌暗淡，边有齿痕，苔白腻，舌下脉络怒涨，脉沉弦。

西医诊断：脑梗死恢复期。

中医诊断：中风。证属邪客经络。

治法：豁痰息风，通络开窍。

（1）中药：温胆汤加减：半夏12g，胆南星12g，天竺黄9g，陈皮12g，茯苓30g，郁金12g，石菖蒲12g，桃仁12g，红花9g，路路通12g，川芎12g，赤芍12g，甘草6g。水煎取汁200ml，早、晚分两次温服，取7剂。

（2）针灸：调神导气，疏通经络。取穴：水沟、内关、三阴交、极泉、尺泽、委中、丰隆、风池、脾俞、血海、百会、神门、四神聪、廉泉。每日1次。

9月22日复诊，困倦减轻，失眠好转，仍便秘。舌暗淡，脉沉弦。上方中药继服7剂。针灸处方，加大肠俞、天枢、上巨墟，以通调大肠腑气。

10月6日，肢体活动明显好转，不再呛咳。

预防保健：①做好二级预防，防止中风复发。②清淡易消化饮食，忌肥甘厚味、辛辣刺激之品。③保持心情舒畅，做到起居有常，饮食有节，避免过度疲劳。

按：患者肢体活动失灵，口眼歪斜，反应迟钝，中风之疾，风痰瘀血，闭阻窍络之因。故予半夏、胆南星、天竺黄以祛风化痰，陈皮、茯苓以理气健脾，桃仁、红花、赤芍以活血化瘀，路路通、川芎以祛风通络，石菖蒲配郁金以豁痰开窍。本方集祛风、豁痰、开窍、活血通络、理气健脾于一方，标本兼治。脑为元神之府，督脉的水沟穴入络于脑，可醒脑开窍，调神导气。心主血脉藏神，心包经的络穴内关，调理心神，疏通气血。足三阴经的交会穴三阴交，可滋补肝肾。极泉、尺泽、委中、血海疏通肢体经络。丰隆为祛痰要穴，主会咽，配伍水沟以豁痰开窍。脾俞健脾祛湿。百会、神门、四神聪调理心神，以安眠。廉泉治呛咳。中药与针灸并用，相辅相成，相得益彰。

谭波　专用处方笺
全国基层名老中医药专家
传承工作室　2016.9.15

许X.X　男 65岁　帕金森氏症

半夏 12g 胆南星 12g 天竺黄 9g 陈皮 12g
茯苓 30g 郁金 12g 石菖蒲 12g 桃仁 12g
红花 9g 路路通 12g 川芎 12g 赤芍 12g
甘草 6g

水煎服　柒剂

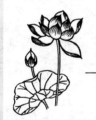

（五）痴呆

1.房某，男，67 岁。退休干部，2013 年 6 月 25 日初诊。

患者往有高血压，脑梗史。近两个多月来时常出现阵发性痴呆，遗忘、思维中断，计算错误，言语中断，动作中止，反应迟钝，时而无辜喜笑，弃衣露体，不避亲疏。常把下午说成上午，把家庭说成医院。清醒时自述头晕耳鸣，腰腿酸软，两足麻木，失眠尿频，站立不稳。曾去上级医院诊为"脑动脉硬化""脑萎缩""多发性腔隙性脑梗死"，虽用药数种，然收效不显，病势日增，以致不起。就诊时舌淡有裂纹，苔薄而干，脉沉涩无力。

血压：150/92mmHg。

中医诊断： 痴呆。肾精亏损，髓海失充。

治法： 填精补髓，醒神开窍。地黄菖蒲饮加减：熟地 25g，枸杞 12g，制首乌 12g，炒山药 12g，山萸肉 12g，覆盆子 10g，川芎 10g，郁金 12g，石菖蒲 15g，僵蚕 9g，蔓荆子 10g，菊花 10g，升麻 3g，皂角 10g。取 10 剂，水煎服，每日 1 剂。

7 月 5 日，服上药 10 剂，诸症均减轻，未再出现动作中止，言语中断，惟耳鸣如故。上方去升麻，加磁石 15g，牛膝 12g，取 10 剂，水煎服，每日 1 剂。

7 月 16 日，未再出现无辜喜笑，弃衣露体。其他症状均有减轻。上方照服，取 10 剂，每日 1 剂。

7 月 28 日，下肢麻木解除，行步自由。头晕，耳鸣减轻。舌淡，苔薄白，脉沉细。补肾填精，以固其本。处方：熟地 25g，山萸肉 12g，枸杞 12g，山药 12g，肉苁蓉 12g，覆盆子 10g，僵蚕 9g，蔓荆子 10g，菊花 9g，石菖蒲 15g，皂角 10g，磁石 15g，远志 10g，取 10 剂，水煎服，每日 1 剂。

先后服药 40 剂，惟感乏力，时有耳鸣。自取上方，做水丸服以善后。

按：《素问·脉要精微论》云："头者精明之府。"《医林改错》云："年高而无记性者，脑髓渐空。"明确地指出了人的精神状态，记忆、动作、视觉、听觉、言语等，皆由脑所主。若清窍失聪，脑失其职，精明不用，痴呆由此而生矣。故老年阵发性痴呆之治疗，无论证类虚实，均需在辨证求因的前提下，配伍恰当的开窍醒神之品，方可奏效。今患者精亏髓少，故予填精补髓，开窍醒神之法而获效。

门诊处方笺　　（门诊签约）

科别：　　　　　　2013 年 6 月 25 日

姓名：序▇▇▇　年龄 67　性别 男　门诊号

临床诊断：

R:

熟地 25g　枸杞 12g　制首乌 12g

炒山药 12g　山萸肉 12g　覆盆子 10g

川芎 10g　郁金 12g　石菖蒲 12g

天麻 10g　麦剬苄 10g　菊花 10g

升麻 10g　皂角 10g

水煎服复查合剂

医师　　　　审核　　　　金额

2. 李某，男，45 岁。公安局干部。2018 年 2 月 22 日初诊。

患者近月余来，头晕，神情呆钝，视物昏花，朦胧不清。思维中断，动作中止，言语断续。腰腿酸痛，多梦健忘，脘闷纳差。就诊时，舌体胖大，舌质暗红，舌边齿痕，苔白厚，根部苔腻，脉沉滑。

心电图：窦性心动过缓（56 次 / 分），ST–T 缺血样改变。颅脑 CT：大脑中叶萎缩，脑沟回变深，脑中沟增宽。提示：脑萎缩。

脉证合参，此属"痴呆"。乃风痰闭阻，清窍失聪之故。

治法：祛风化痰，通络开窍。半夏白术天麻汤加减；半夏 12g，天麻 10g，郁金 15g，石菖蒲 15g，天竺黄 10g，地龙 9g，陈皮 10g，云苓 15g，炒白术 12g，桑寄生 15g，菟丝子 10g，川芎 10g，菊花 10g，皂角 10g，双钩 30g，甘草 6g，姜枣引。取 6 剂，水煎服，每日 1 剂。

2 月 28 日复诊，诸症俱减，饮食渐增。舌体胖，齿痕变浅，苔白，舌根苔厚，脉滑。上方照服，取 7 剂，每日 1 剂。

3 月 8 日，饮食复常，余症递减。上方去双钩，天竺黄。取 14 剂，继服之。

3 月 25 日，诸症俱解，痊愈停药。

按："痴呆"为清窍失聪之故。老年性阵发性痴呆，多为精亏髓少所致。今患者年方四旬，血气方刚而生此疾，现代医学诊为"脑萎缩"。中医诊断乃是风痰上窜，扰乱清窍所致。故以祛风化痰，通络宣窍而收功。可见，现代医学的"脑萎缩"，在中医诊断治疗中，亦有虚实之分，不可不辨也。

谭波
全国基层名老中医药专家
传承工作室

专用处方笺
2018. 2. 22

李████ 男 45岁

泽泻12g 术苓10g 郁金15g 石菖蒲15g

天花黄10g 地龙9g 陈皮10g 云苓15g

川牛膝15g 桑寄生15g 羌活子10g 川芎10g

菊花10g 皂角10g 双钩30g 蝉6g

生姜3片 大枣5枚引

水煎服 取陆剂

（六）癫狂

刘某，男，45 岁，农民。2013 年 11 月 23 日初诊。

患者 3 个月前，恼怒不解而出现抑郁失眠。初起时未介意，近两个月来默默不语，独居内室，喃喃自语，惊惕不安，纳呆，彻夜不眠，不规律用过数种药品，未得显效，以致病随日深。就诊时，神情恐慌不安，形体肥胖，面色㿠白浮胖。舌体胖，舌尖红赤，苔厚腻，脉沉滑。

中医诊断： 癫证。痰气郁结，扰乱心神之故。

治法： 行气豁痰，安神开窍。礞石滚痰汤加减：礞石 30g，沉香 7g，皂角 10g，陈皮 9g，半夏 10g，云苓 30g，枳实 10g，竹茹 12g，郁金 15g，石菖蒲 15g，朱砂（冲）1g，生甘草 6g，莲子心 10g，大黄（后下）10g，代赭石 30g，生姜 3 片、大枣 5 枚引。水煎服，取 3 剂。

11 月 26 日，已能入睡，余证均减轻。药已中病，效不更方，上方照服 5 剂。

12 月 1 日复诊，大便稀软，饮食增加，舌淡苔白。脉沉。上方去大黄，加白术补脾化湿，以绝生痰之源。取 5 剂，水煎服。

12 月 6 日，神志转清，夜卧安然。上方去朱砂、皂角、代赭石。取 5 剂，水煎服，每日 1 剂。

12 月 13 日，诸症尽解，停药。

按： 患者恼怒不解，肝气郁结。气郁化火，火热煎熬津液而成痰，痰蒙心窍，神明不用故有是证。方予礞石滚痰汤加减，俾气行痰化，心清神安，而诸症尽退也。如若日久不解，痰郁化火，痰火大作，则心神昏乱，神情狂躁。则由"癫"变"狂"也。

NO 0073556

门诊处方笺

普通

费别: 社保   商保   新农合   自费   其他
科别 ___   门诊号 ___   201?年11月2日

姓名 刘 ___   性别 男 女   年龄 47

临床诊断 ___

R

礞石 3g 沉速 3g 皂角 1g 陈皮 9g
半夏 1g 三参 3g 枳实 1g 乌药 1g
郁金 9g 石菖蒲 1g 朱砂 生甘草 g
莲蕊 1g 古黄酒 10g 代赭石 3g
生姜 3片 大枣 五枚 引
取 叁 剂

医师 谭波   审核 ___   药价 ___
调配 ___   核对 ___   发药 ___

（七）搐搦

杨某，男，12 岁。2016 年 8 月 6 日初诊。

患儿自幼性情孤僻，不耐惊恐。两年前因突触惊吓，恐慌不安，而出现不自主搐搦，不自主呛咳，右肩搐动，腹肌抖动，时而挤眼犟唇，至今未愈。就诊时，舌尖红瘦，苔薄稍干。脉寸部长，关部弦，尺部细弱。

中医诊断：搐搦，虚风之证也。所以然者，风胜则动，心虚则惊，肾虚则恐也。

治法：敛肝息风，清心安神。《金匮要略》云："肝之病，补用酸，助用焦苦，宜用甘味之药以和之。"处方：白芍 30g，炒枣仁 30g，莲子心 10g，茯神 15g，柏子仁 10g，生龙牡各 30g，珍珠母 15g，钩藤 15g，沉香 6g，苏子(炒)10g，甘草 10g。取 7 剂，水煎服，每日 1 剂。

8 月 13 日复诊，诸症俱减，就诊时段未见抖腹、搐肩，未见挤眼犟唇。在家时仍有呛咳频作，外出上学时已能自控。效不更方，取 7 剂，水煎服，每日 1 剂。

9 月 15 日，就诊期间，未见搐搦发作。其父代述，症状已经控制。在家时偶有呛咳，别无他异。为求根图，上方取 6 剂，水泛丸服之以善后。

按：风之起，肝阴不足，肝阳过盛也。敛阴以纳阳，白芍、酸枣仁之酸以敛阴也，甘草之甘以缓其急也。子能令母实，心气实则躁动不安，故取莲子心之苦，协柏子仁、茯神以清心安神也；龙齿、龙牡、珍珠母、双钩所以平肝镇逆，息风也；沉香、苏子降肝气之逆也。俾肝阴复，肝阳自降；肝阳平，肝风自息；心气清，心神自安，而搐搦之症毕矣。

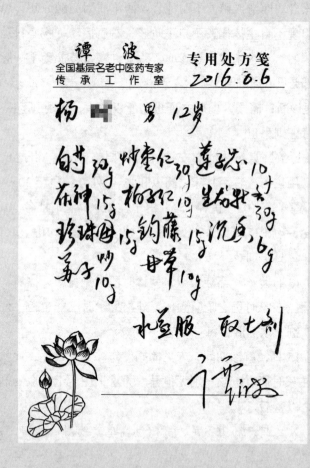

四、脾胃疾病

（一）腹痛

1.吉某，女，57岁，农民。2013年10月24日初诊。

患者胃脘胀痛，食后加重30年余，伴嗳气、急躁、心烦，时而腹中窜疼，大便黏滞不爽。近1周来加重。就诊时，舌淡红，苔薄白，脉沉滑。

血压：110/70 mmHg。上腹部压疼。叩诊：腹部呈鼓音。胃镜：慢性浅表性胃炎。

中医诊断：胃疼。证属胃气壅滞。

治法：理气和胃，消食化滞。木香槟榔丸加减：木香10g，槟榔12g，青陈皮各10g，桃杏仁各10g，枳实10g，文术10g，元胡10g，砂仁10g，焦三仙各15g。取5剂，水煎服，每日1剂。

11月7日复诊，诸症俱减，大便调畅。上方照服，取5剂，每日1剂。

12月12日，症状消失。为防复发，应患者要求，取上方10剂，做水丸服以善后。

按：胃气壅滞，传化失职，饮食不消而成此疾。此证之因，因实致虚，故予行气消积，温而行之。

NO 0073557
门诊处方笺   (普通)

费别：社保　商保　　新农合　自费　其他
科别　　　　　　　门诊号　　　20↓3年10月2↓日

姓名 吉███　　　性别：男 女　　年龄 57

临床诊断　气滞胃痛

R

　　　木香 10g 槟榔 15g 青陈皮各
10g
　　桃杏仁 10g各 枳实 10g 乙花 10g
　　元胡 10g 砂仁 10g 鸡矢仙各
10g

　　　　水煎服

　　　　　　　　　取 伍 剂

医师 谭波　　审核　　　　　　药价
调配　　　　　　核对　　　　　　发药

2.陈某，男，64岁，市民。2013年9月26日初诊。

患者脘腹胀痛，空腹疼重，嗳气泛酸，恶食生冷，时轻时重10余年。近5天来，天气变冷后加重。就诊时，疲乏消瘦，面色萎黄。舌淡白，苔白滑，脉沉缓。

血压：120/80mmHg。上腹部压疼。胃镜：①霉菌性食道炎，②浅表性胃炎伴糜烂。③十二指肠球炎。

中医诊断：腹疼。证属寒气凝滞，脾胃虚弱。

治法：温中散寒，和胃消食。方用良附丸加味：良姜10g，香附10g，海螵蛸12g，川楝子10g，元胡10g，草果10g，白及6g（冲），炒苍白术各12g，煅瓦楞30g，炒神曲15g，炒麦芽15g，陈皮10g。水煎服，取7剂。

10月3日复诊，腹疼顿减。舌淡，苔白，脉缓。上方去苍术加砂仁10g，水煎服，取7剂。

10月10日，腹疼止，饮食递增，稍感胃脘痞闷。上方去川楝子，加厚朴12g，取7剂，水泛丸以善后。

按：素体脾胃不足，阳虚生内寒，或因冷食伤胃而生此疾，日久未得治疗，而成痼疾。故以温中散寒，和胃消食，缓其症候。而欲根图，尚需再服丸剂以善后。

NO 0073558

门诊处方笺

普通

费别: 社保　商保　　新农合　　自费　　其他　　20 13 年 9 月 26 日
科别　　　　　　　　门诊号　　　　　　　

姓名 陈██　　性别:男 女　　年龄 64 岁

临床诊断

R

良姜 1g 香附 1g 海螵 12g

川楝子 1g 元胡 1g 草果 1g

白蔻 10g 炒苍术 13g 煅瓦楞 3g

炒神曲 15g 炒麦芽 15g 陈皮 1g

水煎服

取　　　剂

医师　　　　审核　　　　　药价　　　　

调配　　　　核对　　　　　发药

3. 丛某，女，61 岁，农民。2015 年 4 月 30 日初诊。

患者小腹窜胀疼痛，时作时止，大便频数，遇忧思而加重，进冷食则复发，矢气暂舒，时轻时重 3 个月。就诊时，舌淡红，苔白厚，脉沉缓。

查体：脐周部压疼，肠鸣音增强。结肠镜检查：结肠息肉（已做镜下切除）。

中医诊断：腹疼。证属肝郁气滞。

治法：疏肝解郁，理气止痛。荔香丸合金铃子散加减：荔枝核 10g，小茴香 10g，乌药 10g，川楝子 10g，元胡 10g，槟榔 12g，云苓 30g，砂仁 10g，良姜 10g，香附 12g，当归 12g。水煎服，取 5 剂。

5 月 7 日复诊，窜疼减轻，舌苔白厚。上方加草果 10g，秦艽 12g 以燥湿醒脾，水煎服，取 7 剂。

5 月 14 日，腹疼已止，时有腹胀，大便日行两、三次。上方加木香 9g，水煎服，取 7 剂。

5 月 21 日，诸症皆去。为防复发，用 5 月 14 日方去槟榔、良姜，加炒白术 12g，取 10 剂，作水丸服以善后。

按：《医学正传》云："夫通则不痛，理也。但通之之法，各有不同，调气以活血，调血以和气，通也；下逆者使之上行，中结者使之旁达，亦通也。虚者，助之使通，寒者，温之使通，无非通之之法也。若必以下泄为通，则妄矣。"凡疗腹疼，在辨证论治的前提下，使之以通，标本兼顾，便可愈也。

NO 0073559

门诊处方笺

普通

费别: 社保   商保   新农合   自费   其他
科别_____   门诊号_____   2015年4月30日

姓名 丛▮▮   性别: 男 女   年龄 61

临床诊断_____

R

荔枝核 10g   小茴香 10g   羊药 10g

川楝子 □g   元明 10g   槟榔 12g

云苓 30g   砂仁 10g   良姜 10g

炙附 10g   乐附 12g

水煎服 取 伍 剂

医师_____   审核_____   药价_____
调配_____   核对_____   发药_____

4. 李某，男，45 岁。2017 年 3 月 27 日，电话求诊。

患者两天前中午食全羊汤后，饮冰镇矿泉水一瓶，晚饭时胃脘不适，但无大碍，又饮些许白酒、冰啤酒，睡觉前口渴口干，又饮冷开水一杯，夜晚 0 点开始腹疼，凌晨 2 点，疼痛加重，去当地医院就诊，腹透提示"肠梗阻"。住院保守治疗一天，腹疼不止，拟行手术疗法。

患者惧怕手术，通过电话询诊。根据病史陈述，开具处方。

治法：温中化湿，通腹泻浊。处方：干姜 12g，苍术 12g，香附 15g，良姜 12g，陈皮 12g，木香 12g，大黄 9g，熟附子 9g，白芷 9g，甘草 9g，炒麦芽 15g。取颗粒剂温水冲服，3 剂。

傍晚服药一次，夜晚腹疼减轻。次日服药一次，大便得通，矢气频作。腹透复查：梗阻解除。

3 月 31 日，电话复诊。未再腹疼，但仍有腹胀厌食。微信回复：上方去大黄、熟附子，加枳实 9g，草果 9g，厚朴 12g，神曲 15g，焦山楂 15g 仍取颗粒剂水冲服。3 剂服毕，诸症俱解。

按：患者午餐滋腻食物羊肉汤，随后饮冷矿泉水，晚餐复入酒席，白酒、啤酒杂进，睡前又饮冷开水，油腻之食与寒凉之饮反复入胃，凝滞于肠胃之中。胃气壅滞，肠道不通，故生此疾。据因辨证，病为"腹痛"。寒湿结滞之故也。治之之法，"土郁夺之"。温中化湿，通腑泻浊。俾寒去湿化，肠胃疏通，则腹疼自止。

5. 冯某，女，27 岁，教师。2015 年 7 月 9 日初诊。

患者胃脘疼痛，喜温喜按，食冷加重，困倦，乏力，大便频数。时作时止，已 8 年余。两天前吃甜瓜后加重。就诊时，面色少华。舌质淡，体胖大，边有齿痕，苔白厚，脉虚弱。

西医诊断： 慢性胃炎。

中医诊断： 胃痛。证属脾胃虚寒。

治法： 温中健脾，和胃止痛。处方：党参 12g，炒白术 15g，干姜 9g，陈皮 9g，茯苓 15g，薏苡仁 30g，白蔻 9g，甘草 6g，草果 9g，熟附子 6g（先煎）。水煎服，取 7 剂。

7 月 23 日复诊，症状减轻，苔白厚，脉虚大。上方草果加至 12g，党参加至 15g 以益气散寒。继服 7 剂。

7 月 30 日，饮食增加，仍乏力，恶冷食。舌质淡红，齿痕减轻，苔白，脉缓。上方继服 14 剂。

1 个月后随访，痊愈停药。

按： 脾胃为仓廪之官，主受纳，并腐熟、运化水谷，脾胃虚寒则运化失职，腐熟不能，寒气内结而发生腹疼。经云："寒者热之"，予温阳健脾之剂，俾气复寒散，则腹疼可止。

NO 0073560

门诊处方笺

普通

费别：社保　商保　新农合　自费　其他

科别　　　　　　　门诊号　　　　　20l5年7月9日

姓名 冯   性别：男 女　年龄 27岁

临床诊断　　　胃脘痛

R

党参15　炒白术15g　干姜9g

阿胶9g　茯苓15　薏苡仁30g

白蔻9g　甘草6g　草果9g

赤石脂（先煎）6g　　水煎服

取 柒 剂

医师　　　　　审核　　　　　药价

调配　　　　　核对　　　　　发药

6. 马某，男，34 岁，工人。2015 年 9 月 17 日初诊。

患者脐周隐痛，大便溏泄，时轻时重已有数年，凌晨为重，喜温喜按，乏力懒言。3 天前因饮食不慎而加重。就诊时，面色少华，舌体胖，质淡红，苔薄白，脉沉紧。

西医诊断： ①肠痉挛，②慢性结肠炎。

中医诊断： 腹痛。证属脾肾虚寒。

治法： 温脾补肾，调肝缓急。处方：炒白术 15g，党参 15g，干姜 9g，高良姜 12g，元胡 15g，川楝子 12g，乌药 12g，甘草 12g，炒白芍 15g，制附子 6g。水煎服，取 7 剂。

10 月 15 日复诊，服上方 7 剂，腹痛大减而停药。今因天气转冷，旧病复发，伴脊背强急酸痛而复诊。舌淡红，苔薄白，左脉沉紧，右脉沉。上方加狗脊 12g，巴戟天 12g，制附子加至 9g。水煎服，取 7 剂。

10 月 22 日，症状缓解，饮食增加，体力渐复。患者自取上方 15 剂，连续服下。

半年后随访，诸症皆去，未再复发。

按：《诸病源候论·腹病诸候》："久腹痛者，脏腑虚而有寒，客于腹内，连滞不歇，发作有时。发则肠鸣而腹绞痛，谓之寒中，是冷搏于阴经，令阳气不足，阴气有余也。寒中，久痛不瘥，冷气入于大肠，则变下痢。"治疗当以温通为主，配合他药。藉能动、能通之力，以收通则不痛之效。方中，高良姜与乌药同用，温中与理气相辅相成；附子理中汤，温阳与补气相得益彰，切中脏气虚寒之病机；甘草温中而不燥烈，缓急止痛而不碍祛邪。俾邪去正安，诸症自除也。

NO 0073561

门诊处方笺

（普通）

费别：社保 商保 新农合 自费 其他
科别＿＿＿＿ 门诊号＿＿＿＿ 201 年 月 日

姓名 马██ 性别：男 女 年龄 34岁

临床诊断＿＿＿＿＿＿＿＿＿＿

R

炒白术15g 党参15g 干姜9g

高良姜12g 元胡15g 川楝子12g

乌药12g 甘草12g 炒白芍15g

制附片6g 水煎服

取 剂

医师＿＿＿ 审核＿＿＿＿＿ 药价＿＿＿＿＿

调配＿＿＿＿ 核对＿＿＿＿＿ 发药＿＿＿＿＿

7. 林某，男，56 岁。2014 年 9 月 10 日初诊。

患者腹疼腹胀，脐周为著，喜温喜按，得热疼减，疼剧则泻，伴反酸、呕恶、纳差 1 年余。近 5 天来外出劳累，症状加重。舌淡，苔白厚腻，脉沉细。

中医诊断：腹痛。证属脾胃虚寒，湿浊壅阻。

治法：温脾散寒，化湿和胃。黄芪建中汤加减：党参 12g，黄芪 15g，桂枝 12g，白芍 12g，花椒 10g，干姜 10g，炒白术 12g，防风 6g，草果 12g，木香 6g，元胡 10g，炙甘草 10g，黄连 5g，吴茱萸 9g，生姜 3 片、大枣 3 枚引。水煎服，取 7 剂。

9 月 17 日复诊，症状减轻，仍有反酸。上方加海蛸 10g，厚朴 9g，继用 7 剂。

9 月 24 日，诸症渐减，仍有畏寒腹泻，但较前减轻。上方去黄连，加熟附子 10g 先煎，续服 10 剂后，症状消失。嘱患者注意饮食，忌食生冷。

按：中焦虚寒，症见脘腹冷痛，喜温喜按，呕恶，甚则腹泻。夫脾主升，而胃主降；脾气不升，则下利腹泻；胃气不降，则呕恶纳差。故予黄芪建中汤加减，俾阳气得复，脾升胃降而胀泻自除，腹痛自止。初诊时合左金丸以调节阴阳，制酸止呕。三诊时仍有腹泻，去黄连之苦寒，加熟附子以温阳散寒。使阳复寒去，湿化气和则诸恙自除。

林　█　　男　56岁

党参12　黄芪15　桂枝12　白芍12

花椒10　干姜10　炒白术12　防风6

草果12　木香6　元胡10　炙甘草10

黄连5　吴萸6

生姜3块　大枣三枚　为引

水煎服　取七剂

8. 谭某，女，53 岁，职员。2014 年 5 月 13 日初诊。

患者胃脘胀痛，伴口干咽燥，大便干，气短乏力，易汗。1 周前，因饮食不节，胃脘胀痛加重，且口舌生疮。就诊时，舌红少苔，脉弦细。

中医诊断：胃痛。证属胃阴不足，胃失润降。

治法：养阴益气，清热和中。沙参麦冬汤加减：太子参 15g，麦冬 15g，白扁豆 30g，沙参 12g，玉竹 15g，黄连 5g，桑叶 10g，炒白术 15g，白芍 15g，焦三仙各 30g，陈皮 12g，炙甘草 9g。水煎服，取 7 剂。忌食辛辣。

5 月 20 日复诊，胃脘疼胀、口疮均已减轻。仍感气短，易汗。上方加山药 20g，太子参改为党参 15g，水煎服，取 7 剂。

5 月 27 日，诸症俱减，饭后腹部稍有坠胀感。上方去黄连，加炒枳壳 9g 以理气升清，继用 7 剂。

半年后随访，未再复发。

按：患者阴虚胃热，胃阴不足，胃失润降，故胃脘胀痛，口干咽燥；阴虚内热，伤津耗液，故大便干结；阴虚火旺，虚火上炎，故口舌生疮，舌红少苔。予沙参麦冬汤加减，益气养阴。太子参益气养阴；沙参、麦冬、玉竹滋阴生津；白扁豆、白术健脾益气；焦三仙消食化滞；黄连清热和胃；陈皮行气和胃；白芍、霜桑叶平肝木以扶脾土。复诊加山药、党参益气以生津。三诊时，胃火已去，减黄连，加枳壳以行气升清。俾阴充气复、胃和脾健，则诸症自解。

基本医疗保险特殊慢性病门诊处方笺（职工）

科别＿＿＿＿＿＿＿ 2014 年 5 月 13 日

姓名 谭██ 性别 女 年龄 53岁

临床诊断：　　胃痛

太子参 15g 麦冬 15g 白扁豆 30g
沙参 12g 玉竹 15g 黄连 5g
桑叶 10g 柳味 15g 乌梅 15g
鸡内金 30g 陈皮 12g 炙甘草 9g

水煎服　7剂

医师 █████

9. 韩某，女，41 岁，家庭妇女。2016 年 3 月 24 日初诊。

患者进食冷饮后出现胃脘部疼痛，得温痛减，遇寒则重，伴口苦反酸，20 余日不解，故来院门诊。上消化道钡餐透视：慢性萎缩性胃炎伴糜烂。就诊时，舌淡，苔薄白，脉弦紧。

西医诊断：慢性胃炎。

中医诊断：胃痛。证属寒邪客胃。

治法：温胃祛寒，行气止痛。

（1）中药：附子理中汤加减：熟附子 9g，干姜 9g，炒白术 15g，人参 9g，高良姜 12g，元胡 12g，香附 12g，白芷 9g，甘草 9g，陈皮 12g。上方取 7 剂，水煎取汁 200ml，早、晚分两次温服。

（2）针灸：散寒和胃。取穴：足三里、中脘、内关、胃俞。

（3）艾灸中脘穴。每日 1 次。

3 月 31 日复诊，胃痛减轻，喜暖恶寒，口苦反酸。舌淡，苔薄白，脉弦。上方中药加茯苓 12g，黄连 6g，吴茱萸 9g，每日 1 剂，针灸处方加胆俞、太冲。每日 1 次。

预防保健：①保持乐观情绪，避免过度劳累。②规律饮食，忌暴饮暴食，勿过食生冷及辛辣刺激食品。

按：患者寒邪伤胃，故予附子、干姜、高良姜以温中，元胡、香附、陈皮疏肝理气，白芷辛温以散寒，白术、人参甘温以益气，复诊仍有反酸、口苦，加青皮以降肝气，黄连配吴茱萸，辛开苦泄，俾脾胃协调，邪去正安。胃经之下合穴足三里，可疏调胃腑气机，和胃止痛；胃募中脘乃腑之所会，可健运中州，调理气机；内关宽胸解郁，行气止痛；背俞穴胃俞与中脘俞募相配，增强健运和中之力；胆俞、太冲可疏肝利胆，泻肝胆湿热；中脘用灸法，以增强散寒止痛之功。诸穴合用使胃和脾健、寒散络通，何疼痛之有！

谭　波
全国基层名老中医药专家
传承工作室　　专用处方笺
2016. 3. 24

韩 ▨▨▨　女 41岁　胃痛

熟附电 9g　干姜 9g　竹茹 15g

人参 9g　元胡 12g　高良姜 12g

香附 12g　白芷 9g　甘草 9g

陈皮 12g

水煎服　七剂

（二）痞满

1. 张某，女，40 岁，职工。2014 年 11 月 27 日初诊。

患者脘腹痞满，胀闷，泛酸，呕恶，纳差，大便稀软，黏滞不爽已有年余。就诊时，形体瘦弱，面色萎黄。按诊，腹部柔软，无癥积。望诊：舌体胖大，舌红，苔厚腻，脉沉迟。

西医诊断： 慢性萎缩性胃炎。

中医诊断： 痞满。证属寒热互结，脾湿不化。

治法： 辛开苦泄，化湿散痞。半夏泻心汤加减：半夏 12 g，黄连 9g，黄芩 12g，干姜 10g，甘草 6g，党参 12g，川朴 12g，木香 6g，焦三仙各 15g，生姜 3 片、大枣 3 枚引。水煎服，取 7 剂。

12 月 4 日复诊。诸症俱减，不再腹泻，时有呕恶泛酸。上方加乌贼骨 12g，祛湿和中以制酸。取 7 剂。

12 月 21 日，诸症俱解，停药。

按： 此证，湿浊中阻，寒热互结，阴阳不和。夫寒邪非热剂不化，热邪非寒药不清。取半夏泻心汤，以干姜之辛热以开之，以黄连之苦寒以泻之，燥湿化浊，俾寒热之邪解，则阴阳之气和；并以生姜半夏化饮以止呕，大枣、党参甘缓以扶正。邪去正安，则阴阳相平也。

基本医疗保险特殊慢性病门诊处方笺（职工）

科别＿＿＿＿＿　　2014 年 11 月 27 日

姓名 张■■　　性别 女　　年龄 60

临床诊断：＿＿＿＿＿＿＿＿＿＿＿＿＿＿

半夏 12g　苏梗 9g　黄芩 12g　厚朴 12g
党参 12g　川朴 12g　枳壳 6g　鸡内金 15g
甘草 6g

生姜三片　大枣三枚引

水煎服　　7 剂

医师 张■■

2. 郭某，男，50 岁，工人。2015 年 7 月 9 日初诊。

患者脘腹痞满疼痛，喜温喜按，神疲乏力，纳差便溏，时轻时重两年余。3 天前，吃剩饭而加重。就诊时，面色少华。舌淡，苔薄，脉沉缓。

血压：115/76mmHg。肝胆彩超：正常。胃镜：慢性浅表性胃炎。

中医诊断： 痞满。证属脾胃虚寒。

治法： 健脾温胃，理气消痞。理中汤加减：良姜 9g，香附 12g，党参 12g，炒白术 12g，云苓 30g，草蔻 10g，陈皮 12g，砂仁 10g，木香 6g，干姜 10g，炒山楂 12g，炒麦芽 12g，甘草 9g。水煎服，取 7 剂。

7 月 16 日复诊，诸症俱减，上方照服 7 剂。

7 月 23 日，疼止，胀消，便溏减轻。上方加炒薏苡仁 30g 以化湿健脾。水煎服，取 5 剂，每日 1 剂。

7 月 28 日，诸症俱解，苔薄，脉缓。痊愈停药。

半年后随访，未再复发。

按： 痞满之证，病在中焦，脾胃主之，脾虚不运，胃气壅滞，而痞满作矣。故取参术补脾，姜蔻温阳，佐以炒麦芽、炒山楂消食化积。诸如砂仁、木香，既能行气，亦能升阳化湿，是以气升湿自化也。《内经》云："浊气在上则生䐜胀，清气在下，则生飧泄"，此之谓也。俾升降复常，则腹泻自止，胀满自消也。

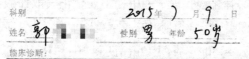

基本医疗保险特殊慢性病门诊处方笺（职工）

科别＿＿＿＿＿＿　　2015年 7 月 9 日

姓名 郭■■■　　性别 男　年龄 50岁

临床诊断：

良姜9g 吴茱萸12 党参12 炒白术12
诸3g 草蔻10 陈皮12 砂仁12
木香16g 干姜10 鱼腥12 炒麦芽12
甘草9g

水煎服　柒剂

医师 ■■■

3. 张某，男，38 岁，工人。2015 年 11 月 5 日初诊。

患者胸腹满闷，痞胀，倦怠懒动，饮食难消，时有反胃，但无泛酸。时轻时重 3 年。就诊时，舌体胖大，边有齿痕。舌淡红，苔白厚，脉濡大。

胃镜提示慢性浅表性胃炎。

中医诊断：痞满。证属湿邪困脾，胃气不和。

治法：燥脾化湿，理气和中，不换金正气散加减：半夏 12g，苍术 15g，佩兰 10g，厚朴 10g，草蔻 10g，藿香 12g，杏仁 10g，陈皮 10g，云苓 30g，香附 12g，良姜 10g，甘草 6g，生姜 3 片、大枣 3 枚引。水煎服，取 7 剂。

11 月 12 日复诊，诸症俱减大半，上方照服 7 剂。

12 月 3 日，患者症状基本控制后自行停药。今因冷食剩饭，旧病复起，但较前为轻。舌淡红，苔白厚，脉迟无力。仍予上方加干姜 10g，砂仁 10g，水煎服，取 14 剂，每日 1 剂。

12 月 28 日，饮食恢复，体力增加。舌淡红，无齿痕，苔薄，脉缓。诸症尽解，痞愈停药。

按：痞满之病在于胃，且与肝脾密切相关。湿邪中阻，故以半夏、良姜之辛温以开结；以杏仁、厚朴之苦温以泻浊，脾升胃降，中焦传输，则气行痞消也。

基本医疗保险特殊慢性病门诊处方笺（职工）

科别　　　　　　2015 年 11 月 5 日

姓名 张▉　　　　　性别 男　年龄 38 岁

临床诊断：

半夏 12g 苍术 15g 佩兰 12g 厚朴 12g

草蔻 12g 藿香 12g 杏仁 12g 陈皮 12g

云苓 12g 豆蔻 12g 焦三仙 12g 砂仁 6g

黄连 10g 生姜 12g

水煎服　　　六剂

医师

（三）牙痛

1. 赵某，男，68 岁。2014 年 9 月 1 日初诊。

患者牙龈肿痛，不敢咀嚼，反复发作两年余，加重 1 个月，伴烦热口干，小便黄赤，大便干燥。舌红，苔黄，脉弦数。曾服西药消炎药等治疗，收效不佳。

中医诊断：牙痛。证属胃火上攻。

治法：清胃泻火。清胃散加减：当归 6g，黄连 10g，生地 15g，丹皮 10g，升麻 12g，石膏 30g，白芷 10g，黄柏 12g，甘草 6g。水煎服，饭后温服，取 7 剂。

9 月 8 日复诊，牙龈肿痛减轻，大便稍干。舌暗红，苔薄黄，脉数。加玄参 15g 滋阴润肠。继用 14 剂。

两个月后随访，未再牙痛。嘱患者忌辛辣食品，戒烟酒。

按：牙龈为阳明胃经所主，故方以黄连直折胃火；升麻、白芷善散阳明火毒，"火郁发之"之用也；火热必伤阴，故加玄参、黄柏滋阴以降火也。俾胃火不再复燃，自无肿疼之苦也。

No 0048888　门诊处方笺　　(普通)

费别：社保　商保　新农合　自费　其他
科别：　　　　门诊号　　2014年9月1日

姓名 赵□□　性别：男 女　年龄 67岁

临床诊断　胃火牙痛

R　黄连 10g　生地 15g　丹皮 10g　柴胡 6g
升麻 1g　石膏 30g　白芷 10g　黄柏 12g
甘草 6g

水煎服

取　七　剂

医师　□□□　审核　　　　药价
调配　　　　核对　　　　发药

2.刘某，男，56 岁，农民。2017 年 7 月 10 日初诊。

患者两个月前开始出现左侧牙疼，疼剧时连及左耳部，入夜加重，常不得安睡，伴心烦，盗汗，头晕沉不清，大便干，小便清长，用黄连上清丸等，未能见效。牙科就诊：未见龋齿，牙龈不肿。就诊时舌瘦长，舌质暗红，苔薄而干，脉细数。

中医诊断：阴虚牙痛。

治法：滋阴降火。玉女煎加味：熟地 30g，石膏 30g，知母10g，麦冬 15g，牛膝 12g，玄参 15g，白芷 9g，黄柏 10g，地骨皮12g，甘草 6g。水煎服，取 5 剂。

7 月 15 日复诊，上方服三天后牙痛减半，夜能安卧，5 剂服尽，大便调畅，牙疼已止。舌苔薄白，脉较前缓和，患者倍感喜悦，照上方取 7 剂服之。

7 月 22 日，患者来告，病已痊愈，心烦、盗汗、头晕均已解除。

按：阳明胃经行至下颌，故牙痛者，多与胃火有关，然此病例，并非尽然也。患者牙疼夜甚，牙龈无肿胀，无龋齿，月余不止，且伴盗汗，头晕，心烦，此阴虚可知。虚火上炎，故有是证。故以大剂滋阴之品，配牛膝以引火下行，而获愈也。经云"寒之不寒，责之无水"，此之谓也。

谭　波　　专用处方笺
全国基层名老中医药专家
传承工作室　　2017.7.10

刘███　男56岁　　齿龈牙痛

熟地30g　石膏3g　知母10g　麦15g
川牛膝15g　元参15g　白芷9g　黄柏10g
地骨皮12g　甘草6g

扎益服　伍剂

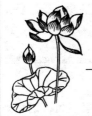

（四）噎膈

苏某，女，56岁，市民。2015年4月23日初诊。

患者吞咽困难，咽中塞噎，只能进稀粥样物，胸膈痞满，时有胸痛，嗳气呃逆，进行性加重3个月。面色少华，舌紫暗，苔白，脉沉弦。

血压：150/85mmHg。胃镜：食道占位，慢性浅表性胃炎。（因肿痛出血未取活检）心电图：窦性心律，部分ST-T缺血样改变。彩超：脂肪肝、胆囊结石。双侧颈动脉粥样硬化并斑块形成。胸部CT：右下肺局限性炎症。

西医诊断： ①食道占位；②慢性浅表性胃炎；③冠心病；④高血压1级。

中医诊断： 噎膈。证属气虚血瘀。

治法： 活血消癥，补脾化积。处方：丹参30g，砂仁9g，檀香9g，白及9g，草果9g，桃仁9g，白术12g，党参12g，茯苓30g，焦三仙各12g，苏梗12g，厚朴9g，半夏12g，夏枯草12g。水煎服，取10剂。

5月7日复诊，症状略减轻，上方加山慈菇9g，熟大黄6g以活血消癥，继服7剂。

5月14日，诸症俱减。后随症加减治疗五周，诸症渐去。

6月19日，复查胃镜：食道炎，慢性浅表性胃炎。改水丸继服，以巩固疗效。

按： 噎膈之病，以吞咽困难，甚则食入复出为主要表现。病因虽有多端，但主要责之于情志内伤、酒食不节等，致使痰气郁结，血脉痹阻，结于咽中，闭塞不通，故饮食难下，吞咽梗阻。初起多为标实，证见痰气交阻、瘀血内停，日久正虚，实邪难解，虚实夹杂，胶固难除。该病尚在初期，故投以补脾化积、活血消癥之法效果尚佳。

苏██　女．56岁

吞咽困难

朋参3g　砂仁9g　桂枝9g　白芨9g
草果9g　桃仁9g　喇咕床13g　党参13g
云苓3g　鳖甲仙鹤草　莪棱13g　厚朴9g
菝葜13g　夏枯草13g

水煎服　取指剂

[签名]

2015. 4. 23

（五）呃逆

郭某，男，67 岁，农民。2016 年 4 月 15 日初诊。

患者 1 周前感冒发热，身疼咳嗽，去卫生所打针吃药，感冒症状逐渐缓解，但却出现呃逆不止，饮食难入，脘痞胸满，心烦，取胃复胺、舒肝和胃丸等口服，未得寸效，求诊中医。就诊时，舌暗红，苔白厚，脉弦细数。

西医诊断：膈肌痉挛（糖皮质激素副作用）。

中医诊断：呃逆。证属胃虚气逆，虚实夹杂。

治法：益气降逆。仿《伤寒论》旋覆代赭汤加减：旋覆花 10g（包煎），代赭石 20g，台党参 12g，炙甘草 12g，半夏 10g，厚朴 10g，苏梗 12g，生姜 3 片、大枣 3 枚引。水煎服，取 3 剂。

4 月 18 日复诊，服上药 2 剂，呃逆已止，今日 3 剂服尽，惟感胸脘痞闷，但程度不重。舌淡，苔白，脉弦。上方加陈皮 10g，焦三仙各 15g，水煎服，取 3 剂以善后。

按：患者感冒用药，伤及于胃，胃虚气逆，故有此症。方以益气降逆之剂，标本同治。使胃气复，逆气降，而呃逆自止。

谭波　专用处方笺
全国基层名老中医药专家
传承工作室

郭×× 男 67岁 呃逆

旋复花(包)10g 代赭石20g 党参12g
炙甘草12g 半夏10g 厚朴10g
苏梗12g

生姜三片 大枣三枚 为引

水煎服 叁剂

（六）泄泻

1.王某，女，69岁，农民。2013年6月27日初诊。

患者黎明时分，腹部坠疼，泄泻完谷，泻后暂舒半年余。伴腰腿乏力，畏寒肢冷，口淡无味，小便清长。就诊时，舌质淡，苔白滑，脉沉细。

既往类风湿性关节炎。血压：110/70mmHg。肠镜检查：结肠黏膜轻度水肿，无溃疡，无肿物。

中医诊断：五更泻，证属脾肾阳虚。

治法：温补脾肾，固肠止泻。四神丸加味：补骨脂20g，煨肉蔻10g，五味子10g，吴茱萸10g，炒芡实10g，云苓12g，木香6g。水煎服，取10剂，每日1剂。

7月7日，诸症俱减，仍有肢冷。上方加炮姜10g以温脾祛寒，继服10剂。

7月17日，患者来告，病已痊愈。

按：脾主运化，肾主闭藏。今脾虚水谷不化，肾虚封藏不能，故令五更作泻，畏寒肢冷。温脾固肾，化湿升阳，当无泄泻之由也。

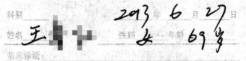

基本医疗保险特殊慢性病门诊处方笺（职工）

科别＿＿＿＿　2023 年 6 月 27 日

姓名 王■■　性别 女　年龄 69 岁

临床诊断：

补骨脂 20g　煨肉蔻 10g 盈籽 10g

吴茱萸 10g　炒芡实 10g 云苓 12g

木香 6g

水煎服　10 剂

医师 ■■

2. 王某，女，27 岁，教师。2016 年 8 月 20 日初诊。

患者腹泻便溏，腰腹冷痛，困倦乏力，面色苍黄，足胫浮肿时轻时重两年。近 1 个月来，家务繁忙，症状加重。就诊时，舌体胖大，舌淡白，有齿痕，苔白滑，脉沉迟。

结肠镜： 结肠黏膜普遍水肿，无溃疡糜烂。

中医诊断： 泄泻。证属脾肾阳虚，湿浊不化。

治法： 温补脾肾，利湿止泻。附子理中汤加味：熟附子 10g（先煎），党参 12g，炒白术 12g，炮干姜 10g，木香 6g，茯苓 12g，猪苓 10g，泽泻 10g，桂枝 10g，砂仁 6g，炙甘草 9g，炒扁豆 30g，炒芡实 10g。水煎服，取 7 剂。

8 月 27 日复诊，腹痛止，泄泻减轻，体力渐增。上方加黄芪 15g，补气温阳，取 7 剂，水煎服。

9 月 3 日，诸症俱减，大便日两次，已成形，面色较前红润，胫前轻度水肿。为求根图，取上方 10 剂，作水丸服以善后。

按：《医宗金鉴》云"无湿不成泻"，夫久泻多虚，今脾虚湿聚，湿浊不化而成泄。泻久伤肾，肾阳不振，水湿不行，下关不固，而成此疾。故以五苓散利其水湿，附子理中汤温补脾肾，待阳足湿化而腹泻自停矣。

谭 波　　专用处方笺
全国基层名老中医药专家
传承工作室

王██　　女・27岁　　泄泻

煨阳桃（选蒸）10g　党参12g　炒槐花12g　木王6g
炮干姜10g　云苓12g　稻芽10g　泽泻10g
桂枝10g　砂仁6g　吴萸10g　炒扁豆30g
炒芡实10g

水煎服　柒剂

3.窦某，男，51 岁，农民。2014 年 7 月 20 日。

患者左下腹疼痛，腹泻，恼怒加重，泻后痛减，时轻时重，反复发作 10 余年。10 天前郁怒不解而复发。就诊时，伴气短、心烦、急躁、阵汗。舌淡，苔薄白，脉沉弦。

中医诊断：腹泻。证属肝盛脾虚。

治法：抑肝扶脾。痛泻要方合金铃子散加减：陈皮 10g，炒白芍 15g，防风 10g，炒白术 15g，乌药 12g，茯苓 15g，元胡 10g，川楝子 12g，木香 9g，槟榔 10g，大腹皮 10g，甘草 6g。水煎服，取 7 剂。

7 月 27 日复诊，腹痛减轻，大便次数减少，日 2~3 次，仍稀溏，时有气短、汗出，气虚未复也，上方加黄芪 15g，砂仁 9g，五味子 6g，水煎服，取 7 剂。

8 月 3 日，诸症俱减。继服上方，每日 1 剂。半个月后随访，不再腹泻。

按：本证因肝盛脾虚，肝脾不和，脾失健运所致。治以伐肝补脾，待脾气健则湿邪易去，肝气平则疼泻自止。夫风能胜湿，故取防风以胜脾湿；白芍以平肝木；白术补其脾土；陈皮、木香理气以升阳；乌药、槟榔疏理下焦之气郁，金铃子散合白芍以平肝。复诊时，患者仍有气短、汗出等气虚之症，故加黄芪、砂仁、五味子益气固涩，效果颇好。

门诊处方笺　（门诊签约）

科别：＿＿＿＿　2014年 7月20日

姓名　宁＿＿　年龄 51岁 性别 男　门诊号＿＿

临床诊断＿＿＿＿

R:

陈皮 10g 炒白芍 15g 防风 10g 白芍 12g

神曲 15g 茯苓 15g 元胡 10g 川楝子 12g

木香 10g 槟榔 10g 大腹皮 10g 甘草 10g

水煎服　柒剂

医师　＿＿＿＿　审核＿＿＿＿　金额＿＿＿＿

（七）便秘

傅某，男，80岁，退休干部。2016年5月17日初诊。

患者大便不通，常至10余日一次，便下之物尚不坚硬，伴腹胀腹疼，纳呆，失眠，乏力，心慌，苦不堪言。虽多处求医，多以麦冬、玄参，或以苁蓉、麻仁，甚或芒硝、大黄。初服有效，久服腹痛加重，厌食益增，大便仍不得通。就诊时，形体瘦弱，面色晦滞。唇舌紫暗，舌苔薄白，脉来沉细。

追溯病史，知患者素患胃病，做过胃大部切除，术后十二指肠吻合口狭窄，肠蠕动过缓，时已10年余。予做腹部听诊，肠鸣音减弱，3次/2分钟。

西医诊断：残胃炎伴肠蠕动过缓。

中医诊断：气虚便秘。久病体虚，脾失运化之证。

治法：补气升阳，以行脾主运化之职；活血消食，以通胃肠积滞之郁。补中益气汤加减：炙黄芪50g，党参12g，炒白术12g，陈皮9g，升麻6g，神曲10g，当归15g，桃杏仁各10g，槟榔12g，炙甘草10g。水煎服，取5剂。

5月22日复诊，服上方1剂，腹疼减轻，次日早晨，大便一次，粪便成形，但不干燥。3剂后，每1~2天大便一次，腹胀减轻，饮食始增，嘱上方照服7剂。

5月29日，大便已正常，每日1次。为防复发，患者以上方续服7剂。

两个月后随访，未再便秘。

按：该患者久病体虚，脾呆胃滞，运化失职，以致饮食不化，积滞于中，故生此疾。今以参、芪、白术补气；升麻升阳；佐以神曲、桃仁、当归、活血消积；陈皮、炙草理气缓急。俾脾胃运化复常，则饮食得进，大便得畅。所谓："上焦为开，下焦为阖，中焦为枢。"俾三焦之气，各司其职，则腹胀自消，大便自通也。

谭波
全国基层名老中医药专家
传承工作室

专用处方笺

2016.5.17

傅×× 男 80岁

生黄芪50g 党参13g 炒白术13g 陈皮6g
升麻6g 炒神曲10g 当归15g 桃杏仁各10g
槟榔13g 炙甘草10g

水煎服 伍剂

五、肝胆疾病

（一）胁痛

1. 曾某，男，57 岁，干部。2015 年 5 月 16 日初诊。

患者右胁肋胀痛，牵及右肩背部，恼怒或进食辛辣肥腻食物后发作，甚则呕恶，伴见纳差，嗳气。反复发作 10 余年。近因食肥腻而加重。就诊时，大便干结，小便黄赤。舌红，苔黄厚腻，脉弦数。

肝胆彩超：胆囊内有一 3.4cm×1.1 cm 大的强光团，后方有声影。肝内有一 0.5cm×0.4cm 大的液性暗区。

西医诊断：①胆囊结石，②肝囊肿。

中医诊断：胁疼。证属肝胆湿热。

治法：清泻肝胆，利湿化浊。柴胡茵陈汤加减：柴胡 12g，黄芩 12g，茵陈 30g，栀子 10g，大黄（后下）10g，芒硝（后下）10g，白芍 15g，郁金 15g，鸡内金 6g（研末冲服），半夏 12g，枳实 10g，金钱草 30g，槟榔 12g，甘草 6g，虎杖 10g。水煎服，取 5 剂。

5 月 21 日复诊，大便畅利，胁疼减轻，未再呕吐，嗳气、腹胀减轻。上方去半夏、芒硝，加青皮 10g，陈皮 10g，水煎服，取 7 剂。

5 月 28 日，诸症俱减，上方去半夏，取 7 剂，水煎服，每日 1 剂。

6 月 4 日，胁疼消失，饮食增加。B 超检查：胆囊内强回声光团 1.1 cm×0.6cm。提示结石明显缩小。取上方 10 剂，水泛为丸。每日两次，每次 10g。以求根图。

　　半年后随访，未再腹疼。肝胆 B 超复查，未见结石。

　　按： 影像学检查发现的"胆结石"，在中医辨证中属"胁疼、黄疸"的范畴。多因肝失疏泄，胆失通降，淤积日久而成。方中用柴胡、茵陈、栀子、金钱草等清肝利湿；白芍、甘草酸甘化阴以缓肝之急；芒硝咸寒，软坚散结；郁金、内金、大黄、槟榔利胆消积。使湿祛热清，肝气畅达，胆腑通降，则结石自出，胁痛自息。

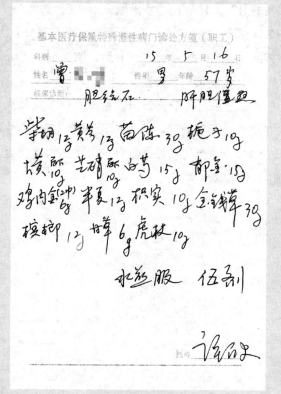

2. 于某，女，44 岁，农民。2013 年 7 月 5 日初诊。

患者两胁胀疼，胸闷纳呆，右肋下拒按，嗳气吞酸，恼怒加重，大便不爽，已有半年。5 天前复发。就诊时，舌淡红，苔薄黄，脉弦。

体温：36.2℃。心电图：大致正常。肝胆彩超：胆囊壁厚4.0mm，胃镜检查：慢性表浅性糜烂性胃炎。

中医诊断：胁疼。证属肝胃不和。

治法：舒肝和胃，理气降逆。柴胡疏肝散加减：柴胡 12g，白芍 12g，枳壳 10g，郁金 12g，川楝子 12g，元胡 10g，香附 12g，陈皮 9g，苏梗 12g，甘草 6g。水煎服，取 7 剂。

1 月 12 日复诊，胀痛减轻，饮食渐增，仍有嗳气，大便不爽。上方加炒神曲 12g，木香 9g 以理气和胃，取 7 剂。

1 月 19 日，诸症俱失，停药。

按：患者郁怒伤肝，肝失疏泄，横逆克脾。脾胃失和，饮食不消，气郁中州，故有是证。治以疏肝调胃，理气和中，始可渐愈。《血证论》云："食气入胃，全赖肝木之气以疏泄之，而水谷乃化"，此之谓也。

于　　　　女．44岁

柴胡12 白芍12 枳壳10 郁金12
川楝子12 元明10 玉附12 陈皮9
苏梗12 甘草6

生姜3地引
水煎服　　　柴剑

2013. 7. 5

3. 李某，男，42 岁，工人。2014 年 4 月 17 日初诊。

患者右胁肋胀痛、拒按，痛牵肩背，时轻时重 1 年余，伴口苦，舌干，嗳气频作，纳差乏力。3 天前因恼怒诱发。就诊时，舌红，苔薄白，脉弦。

血常规：正常。肝胆彩超：胆囊壁肥厚。

中医诊断：胁痛。证属肝郁气滞。

治法：疏肝解郁。四逆散加味：柴胡 12g，炒白芍 12g，枳实 10g，神曲 12g，青皮 10g，香附 12g，木香 6g，蒲公英 30g，炒麦芽 12g，槟榔 12g，甘草 6g。水煎服，取 7 剂。

4 月 24 日复诊，胀痛减轻，仍有乏力。上方加炒白术 12g、当归 12g，去槟榔，取 7 剂，水煎服。

5 月 1 日，诸症俱减，纳食增加，舌淡红，苔薄白。上方去蒲公英，取 7 剂，水煎服。

5 月 8 日，痊愈停药。嘱患者避免恼怒。

按：肝为将军之官，性刚毅，喜条达，恶抑郁。今肝失条达，疏泄不及，气郁于经，横克脾胃，故为胁痛且纳差乏力。治之之法，自当疏肝解郁，以辛散之。然肝体阴而用阳，理气药多辛燥伤阴，故用白芍以敛之。

基本医疗保险特殊慢性病门诊处方笺（职工）

科别_____　　2014年 4月 17日

姓名 李██　　性别 男　年龄 42

临床诊断：　胁痛．肝郁气滞

柴胡 12g 炒白芍 12g 枳实 10g
神曲 12g 青皮 10g 香附 12g
木香 6g 蒲公英 30g 炒麦芽 12g
槟榔 12g 甘草 6g

水煎服　柒剂

医师　[签名]

4.陈某，女，52 岁，职工。2014 年 7 月 11 日初诊。

患者右胁疼痛拒按，时轻时重，口苦心烦，不思饮食，大便黏滞不爽，已有年余。昨天因食羊肉而诱发。就诊时，舌边红，苔厚腻，脉弦紧。

肝胆彩超：慢性胆囊炎。胃镜提示：慢性糜烂性胃炎。

中医诊断：胁痛。证属肝郁犯胃。

治法：疏利肝胆，化湿和胃。小柴胡汤加减：柴胡 12g，黄芩 12g，法半夏 10g，党参 12g，苍术 12g，青陈皮各 10g，厚朴 10g，佩兰 10g，谷麦芽各 12g，甘草 6g，生姜 3 片、大枣 3 枚引。水煎服，每日 1 剂，取 10 剂。

7 月 24 日复诊。上方已服 10 剂，胁肋疼止，未再呕恶，饮食增加，二便调畅而停药。

按：小柴胡汤，用柴胡疏散少阳在表之邪，用黄芩清解在里之热，姜枣佐半夏以和中止呕，参、草扶正气而安中。故凡少阳之病，往来寒热，口苦，咽干，目眩，脉弦诸症，但见一证便是，不必悉俱也。今邪结肝胆，脾土受克，胃气不和。故合平胃散以燥湿和胃，诸症俱可解矣！

基本医疗保险特殊慢性病门诊处方笺（职工）

科别＿＿＿＿　2014 年 7 月 11 日

姓名 陈██　性别 女　年龄 52

临床诊断：　慢性胆囊炎

柴胡 12g　黄芩 12g　瘀夏 12g

党参 12g　苍术 12g　郁陈皮 12g

厚朴 10g　佩兰 10g　谷麦芽 12g

甘草 6g

生姜 3 片　大枣 3 枚

水煎服　　7 剂

医师 王██

（二）癥积

周某，男，37岁，农民。2018年11月10日初诊。

患者1年多来胃脘冷痛，胁肋胀闷，得温食而痛减，纳差、呕恶、厌油腻，频繁嗳气，气出暂舒，消瘦，疲乏，易汗。就诊时，胁下癥积拒按，边如覆杯，距肋下3横指大。舌暗红，有瘀斑数处，苔白厚，脉沉弦。

肝功能：谷丙转氨酶增高，谷草转氨酶增高，胆红素增高。乙肝病毒表面抗原：阳性。

中医诊断：癥积。寒凝气滞，血脉闭阻之证。

治法：行气散寒，活血消癥。处方：醋鳖甲10g，高良姜10g，香附12g，法半夏10g，干姜6g，炮山甲5g，当归12g，川芎10g，陈皮10g，炒苏子10g，三棱10g，文术10g，牡蛎25g，鸡内金9g，砂仁10g，赤芍12g，甘草6g。水煎服，取7剂。

11月17日，腹疼止，余证渐减。效不更方，取14剂，水煎服，每日1剂。

12月5日，患者来告，饮食增加，体力恢复。查肝功：谷丙转氨酶、谷草转氨酶、胆红素均较前降低。患者愿继续用药。嘱服上方20剂后，再做水丸服以善后，每服9g，每日两次。

2019年6月25日，患者来告，诸症俱解。化验室检查，肝功正常，乙肝表面抗原阴性。查其腹，右肋下软，无包块。剑突下2cm处可扪及肝下缘，质地柔软。嘱停药，注意调节饮食。

按：患者乃气滞血瘀，寒侵成癥之疾，寒气凝滞，血脉瘀滞，日久体虚，湿痰死血闭阻胁下而成此癥积。西医诊断：慢性乙型肝炎。今以中药行气散寒，活血消癥之剂而祛之。即经之所谓"坚者削之，客者除之"之法也。

（三）黄疸

刘某，男，51岁，村干部。2017年7月13日初诊。

患者素嗜烟酒，1个月前因郁怒不解而发生脘腹痞闷、纳呆、嗳气、心烦、懊侬，症状进行性加重，以致夜卧不安，胸胁胀痛，呕吐，厌油，身热，口渴，大便秘结，小便黄赤。近3天来，又发现身目俱黄，如橘皮色。就诊时，舌红，苔黄腻，脉弦数。腹部按诊，右胁肋痞块，边如覆杯，距右肋3横指许。肝功能：谷丙转氨酶、谷草转氨酶、胆红素明显升高。

西医诊断：甲型肝炎。

中医诊断：黄疸。证属湿热中阻，传化失职。

治法：清热利湿，活血泄浊。茵陈蒿汤合三棱散加减：茵陈30g，栀子12g，大黄（后下）12g，芒硝（后下）12g，厚朴12g，赤芍12g，桃仁10g，三棱10g，青皮10g，陈皮10g，郁金15g，柴胡12g，竹茹12g。水煎服，取3剂。

7月16日复诊：大便畅通，热势减轻。其他症状明显减轻。上方去柴胡、芒硝，加文术10g，山甲10g，取10剂，水煎服，每日1剂。

7月26日，诸症递减，不再呕恶，饮食渐增，夜卧安然。上方加炒麦芽15g，神曲12g以消食和中，取10剂，水煎服，每日1剂。

8月6日，黄疸消退，胁痛消失，胁下痞块渐小。舌暗红，苔薄黄，脉弦。上方加白术12g，佩兰12g以补脾化浊，取10剂，水煎服，每日1剂。

8月27日，诸症俱解，肝功能各项指标均已恢复正常。痊愈停药。

　　按："黄疸"之证，多为湿浊内淤而成。通常阳黄治以清热利湿，通腹化浊，阴黄治以利湿化浊，温中和脾。夫湿阻中洲，气血必受其累。中气失和，当配行气之品；血脉瘀滞，当配活血之剂。《医学心悟·发黄》篇云："祛瘀生新而黄自退。"故治黄之法，无论阴黄、阳黄，搭配行气之品，则胃气易和；搭配活血之剂，则黄疸易退，癥积易消。利湿、清热、温中、行气、活血、消癥，治黄之法，随其因而择之。

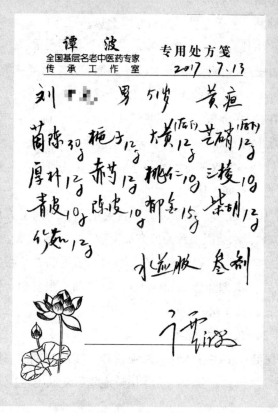

（四）带状疱疹

曾某，男，53 岁，职工。2016 年 11 月 3 日初诊。

患者右胁肋部疱疹刺疼作痒 1 周余，伴心烦易怒，两胁胀痛，口苦口黏，胸闷纳呆，恶心呕吐，在外地用抗病毒、神经营养药等治疗，收效不佳而求诊。既往有胆结石病。就诊时，小便黄赤，大便黏滞不爽。舌红，苔黄腻，脉弦数。

西医诊断：带状疱疹。

中医诊断：缠腰火丹。证属肝胆湿热。

治法：清热利湿，凉血解毒。

（1）中药：龙胆泻肝汤加减：龙胆草 12g，黄芩 12g，栀子 12g，车前子 15g（包煎），泽泻 12g，柴胡 12g，当归 12g，生地 12g，黄柏 12g，金银花 15g，连翘 12g，蝉蜕 10g，赤芍 12g。取 5 剂，水煎取汁 200ml，早、晚分两次温服。

（2）针灸：泻火解毒，通络止痛。取穴：阿是穴、夹脊 、支沟、阳陵泉、行间、侠溪、太冲。

11 月 10 日复诊，症状减轻。舌脉同前。中药上方加土茯苓 30g，取 7 剂，水煎服。针灸处方加阴陵泉，每日 1 次 。

11 月 17 日，稍有皮疹痛感，胁胀，饭后为甚。舌红，苔薄黄，脉沉弦。上方加焦三仙各 12g，取 7 剂。水煎服。针灸处方加足三里，每日 1 次。

11 月 24 日，诸症皆除。

预防保健：①注意休息，加强营养。②治疗期间忌肥甘辛辣食品，忌食海鲜，勿受寒凉。③保持疱疹区皮肤卫生。

　　按：龙胆草、栀子、黄柏、黄芩清肝泻火，泽泻、车前子渗湿泄热，当归、赤芍、生地养血活血，柴胡疏肝散火，金银花、蝉蜕、连翘清热解毒，引湿热下行。针药并用治疗本病有很好疗效，可止痛，促进疱疹吸收和结痂，缩短病程，减少后遗症。皮损部位围刺及刺络拔罐，可活血通络、祛瘀泻毒；相应夹脊穴可调畅患部气血；支沟、阳陵泉清泻少阳邪热，行间为足厥阴肝经荥穴，具有疏肝泄热之功，侠溪、太冲清泻肝经实热，阴陵泉祛湿，足三里健胃，诸穴合用，而俾热清火熄，络通痛止。

谭波　专用处方笺
全国基层名老中医药专家
传承工作室　2016.11.3

曾　　　男　53岁　带状疱疹

龙胆草 12g　黄芩 12g　栀子 12g　泽泻 12g
车前子（包） 15g　柴胡 12g　当归 12g　生地 12g
黄柏 12g　双花 15g　连翘 12g　蝉蜕 1g
赤芍 12g

水煎 2次　煎取 400mL
每次 200mL，早晚各 1次 温服
取位剂

六、肾系疾病

（一）水肿

吴某，女，65岁，工人。2013年8月8日初诊。

患者双下肢水肿，按之凹陷不起，腹胀，纳差，腹泻，乏力，尿少，周身困重，时轻时重两月余。近5天来加重。就诊时，舌淡，苔白滑，脉沉细。

血压：135/95mmHg。尿常规：正常。肾功能：正常。

中医诊断： 水肿（阴水）。证属脾阳虚衰。

治法： 温脾利水。实脾饮加减：党参12g，云苓15g，熟附子10g（先煎），炒白术30g，炒薏米30g，车前子10g，干姜10g，木瓜10g，厚朴10g，木香6g，草蔻10g，大腹皮30g，炙甘草6g。水煎服，每日1剂，取7剂。

8月15日复诊，水肿、腹胀明显减轻。大便日二三次，仍稀软。效不更方，上方照服，取7剂，水煎服，每日1剂。

8月22日，诸症俱解。上方去车前子、薏米、木瓜，加砂仁10g，做水丸服。温阳理脾，以善其后。

按： 脾主运化，今脾虚阳衰，运化无权，土不制水，而致水泛为患。实脾饮中，附子理中汤温补脾肾，草蔻、厚朴、木瓜理脾化湿，大腹皮、木香、理气和中。诸药相合，奏健脾、温肾之效，而水邪自去。此乃"培土制水之法"也。

基本医疗保险特殊慢性病门诊处方笺（职工）

科别　　　　　2013 年 8 月 8 日

姓名 吴■■　　性别 女　年龄 65

临床诊断：　水肿

党参15g 云苓15g 黄芪18g 炙甘
光 10g 沙蒺3g

炒薏仁30g 车前子10g 干姜10g 茯苓10g

厚朴10g 木子6g 草蔻10g 大腹皮
30g

桑皮6g

水煎服 取7剂

医师　[签名]

（二）淋证

张某，女，45 岁，农民。2017 年 7 月 6 日初诊。

患者 5 年前曾患"肾盂肾炎"，经治疗痊愈。近 10 天来，小便赤涩，浑浊不清，周身浮肿，腰腹疼痛坠胀，体倦乏力。就诊时，伴盗汗，五心烦热，头晕多梦，月经提前，带下色黄量多，口干苦，大便干。舌红瘦，脉细数。

尿常规： 蛋白 ++、红细胞 ++、白细胞 +++。

中医诊断： 淋证。证属湿热下注，肾阴损伤。

治法： 清热利湿，佐以滋阴补肾。萆薢分清饮加减：萆薢 12g，黄柏 10g，石菖蒲 12g，云苓 15g，丹参 12g，炒白术 15g，车前子 10g，栀子 10g，熟地 15g，莲子心 10g，覆盆子 10g。水煎服，取 7 剂。

7 月 13 日复诊，小便渐清，次数减少，经期已过，白带少许。大便通畅。舌红，脉细数，但较前和缓。上方照服 7 剂。

7 月 20 日，诸症递减，小便清，浮肿减轻，不再腰腹坠痛。舌红，脉较前缓和。上方去栀子加萸肉 12g，取 7 剂，水煎服，每日 1 剂。

7 月 30 日，诸症尽解。尿常规检查：无异常。停药。

按： 患者湿热下注，日久未愈，伤及肾阴。故见小便赤涩，浑浊不清。且有腰腹疼痛，周身水肿。又有烦热盗汗，头晕多梦。舌红瘦，脉细数等肾阴被伤之候。取萆薢分清饮清热利水，佐以地黄、山萸肉标本兼治，俾邪去而正安也。

谭 波 专用处方笺
全国基层名老中医药专家
传承工作室　2017.7.6

张██ 女 45岁 热淋

草薢1g 黄柏10g 石菖蒲13 云苓15g
丹皮13 炒柏术15g 萆薢31g 栀子10g
熟地15g 莲子芯15g 覆盆10g

水煎服 七剂

七、气血津液病症

（一）郁证

修某，女，45岁，职员。2014年8月21日初诊。

患者忧思多虑，郁闷不乐，胸闷喜太息，面部烘热，得冷饮暂舒，时轻时重7年。10天前因恼怒复发，就诊时，伴心烦失眠、口干、口苦。舌红，苔薄黄，脉弦数。

中医诊断：郁证。证属肝郁化热，心阴损伤。

治法：疏肝解郁，滋阴清热。黑逍遥散加减：生熟地各15g，丹皮12g，焦栀子12g，白芍12g，柴胡10g，茯苓30g，炒白术12g，薄荷6g（后下），莲子心10g，当归12g，合欢皮15g，夜交藤15g，甘草9g。取7剂，水煎服。

8月28日复诊，诸症俱减轻，精神稍佳。仍有口干。脉弦数。上方继用14剂，诸症递减，情绪好转，月经按期而至。嘱患者停药，舒畅情怀，多参加户外活动。

按：此证因肝郁气结，疏泄不及所致。肝郁化热，客热伤阴，热扰心神，故有是症。方用黑逍遥散加味，疏肝散郁，清热滋阴。俾肝木条达，郁结疏散，自无郁热之苦，忧思之患。经云"木郁达之"，此之谓也。

基本医疗保险特殊慢性病门诊处方笺（职工）

科别　　　　　　　　2014 年 8 月 21 日

姓名　修■　　性别　女　年龄　45

临床诊断：　郁证

生蓋地 6g　丹皮 12g　焦栀子 12g　白芍 12g
柴胡 12g　云苓 3g　炒白术 12g　薄荷 9g
莲子芯 10g　制香附 9g　合欢皮 12g　夜交藤 12g
甘草 9g

水煎服 七剂

医师　■■■

（二）血证

1.王某，女，31岁。2014年7月31日初诊。

患者3个月前正常分娩，产后乳汁稀少，疲乏少力，大便干结。昨天，月经来潮，小腹疼痛，色黑量少，夹瘀块，腹痛不止，于今日初诊。望诊：面色萎黄，舌体瘦长，舌质暗红，苔薄，脉细涩。

中医诊断：①痛经，②缺乳。证属气虚血少，血虚脉滞。

治法：补气养血，活血通经。参芪四物汤加减。处方：桃仁10g，红花10g，当归12g，川芎9g，熟地15g，赤芍12g，乌药10g，黄芪18g，党参15g，麦冬12g，王不留行12g，穿山甲9g。取5剂，水煎服。

8月4日复诊，服上药2剂后，未再腹痛。今天，经期已过，乳汁渐多。上方照服，取14剂，每日1剂。

8月21日，续服14剂后，乳汁增多，体力增加。停药。

按：四物汤为调经要方，养血活血，主治血虚夹瘀之证。该患者产后气血亏虚，血虚脉滞，故见痛经，月经夹块，大便干结；气虚不足，生化不及，故乳少、疲乏。方中王不留行、麦冬、穿山甲活血通经；乌药行胞宫之气，使气行血通；黄芪、党参补气疗虚。俾气旺血足，血脉通畅，则腹疼自止，虚弱得复，则乳汁自生。

基本医疗保险特殊慢性病门诊处方笺（职工）

科别　　　　　2014 年 7 月 31 日

姓名　王██　　　性别 女　年龄 31

临床诊断：　痛经.

桃仁 10g 红花 10g 当归 13g 川芎 9g

熟地 15g 白芍 13g 乌药 13g 黄芪 18g

党参 15g 泰艽 13g 玉不留 13g 炮甲 9g

水煎服　伍剂

医师 [签名]

2. 巴某，男，5岁。2014年7月21日初诊。

患者皮肤紫斑，下肢为重，大者如核桃，小者如粟米，瘙痒不重，时时烦躁，腹痛，疲乏无汗，大便色黑如柏油状，已半月余。就诊时，患儿舌红，苔薄黄，脉弦数。

体温：37℃。尿RT：蛋白++，大便潜血：+++。

西医诊断：过敏性紫癜。

中医诊断：斑疹。证属风热伤血，脉络瘀阻。

治法：祛风清热，凉血化斑。凉血地黄汤加减：生地12g，水牛角15g，赤芍8g，炒丹皮6g，地骨皮6g，紫草8g，徐长卿10g，荆芥7g，防风8g，炒金银花12g，连翘6g。水煎服，取7剂。

7月28日复诊，未再出现新鲜紫斑，暗红色紫斑减少。大便黑色变淡。患儿纳差，上方加陈皮3g，神曲6g以理气和胃，取7剂。

8月4日，紫斑消退，患儿精神转佳，饮食二便正常。痊愈停药。

按：稚阴稚阳之体，卒受风热之袭，热入经络，伤及血分，血溢脉络，不得归经，故有是证。方予生地、赤芍、丹皮、紫草、水牛角以凉血活血；荆芥、防风、徐长卿、金银花、连翘祛风清热，俾热清风息，自无斑疹之苦，瘙痒之患。

3. 王某，男，56 岁，农民。2013 年 10 月 15 日初诊。

患者周身皮肤红色丘疹，小者如粟米，大者如云片，此起彼伏，瘙痒不止，反复发作两月余，伴小便黄赤，大便干结。舌质暗红，苔黄燥，脉浮数。皮肤已有多处挠破。

中医诊断：瘾疹。证属血虚风燥。

治法：疏风清热，凉血化瘀。四物汤消风饮加减：荆芥 15g，防风 15g，蝉蜕 10g，徐长卿 30g，当归 12g，川芎 12g，生地 15g，赤芍 12g，白鲜皮 10g，金银花 12g，地骨皮 12g。取 7 剂，水煎服。嘱患者忌食辛辣油腻、海鲜制品。

10 月 22 日复诊，瘙痒明显减轻，瘾疹减少，大便仍干。苔黄，脉数。原方加大黄 6g，丹皮 12g，浮萍 10g，继服 7 剂。

10 月 29 日，瘙痒已不明显，丘疹减少。上方加连翘 10g 以清气分之热，取 7 剂，水煎服。

1 个月后随访，上药服毕，未再复发。

按：患者脾肺燥热，表虚不固，风邪袭入，与热相搏而成此疾。瘾疹日久，久病入络而生血瘀之变。故取荆芥、防风、金银花、蝉蜕、白鲜皮、徐长卿疏风清热；生地、赤芍、地骨皮、当归、川芎凉血活血。复诊用大黄以利大便，加丹皮以助凉血活血。三诊，疹未消尽，乃气分之热未清，故加连翘以清之，俾血清风息，瘀消疹去而病退。

门诊处方笺　　（门诊签约）

科别：　　　　　　2013年10月15日

姓名 王　　　年龄 56岁 性别 男　门诊号

临床诊断：

R:

荆芥15g 防风15g 蝉蜕15g 徐长卿30g

当归15g 川芎12g 生地15g 赤芍15g

白鲜皮15g 金银花15g 地骨皮12g

水煎服 柒剂

医师　　　审核　　　　金额

（三）痰饮

1. 赵某，女，39 岁，市民。2014 年 4 月 3 日初诊。

患者阵发性咽中塞噎，如有物梗阻，吐之不出，咽之不下，胸闷叹息两个月余。偶有咳嗽，痰少色白，少寐，纳差。舌淡，苔白厚，脉弦。

血常规：正常。心电图：大致正常。食道镜检查：无异常发现。

中医诊断：梅核气。证属气滞痰郁。

治法：疏肝理气，化痰散结。半夏厚朴汤加减：半夏 12g，厚朴 12g，云苓 30g，苏梗 12g，夏枯草 12g，桃杏仁各 10g，枳壳 10g，海浮石 10g，瓜蒌 15g，香附 12g，合欢皮 15g，桔梗 10g，甘草 6g。水煎服，每日 1 剂，取 7 剂。

4 月 10 日，诸症俱减，咽干，仍有胸闷，但较前减轻。上方加天冬 10g，苏子 10g，取 7 剂，水煎服，每日 1 剂。

4 月 19 日，症状消失，停药。

按：此因情怀不遂，肝气内郁，气郁痰结而生。方以厚朴、苏梗、枳壳、香附行气，半夏、海浮石、瓜蒌、夏枯草软坚化痰，桔梗上行，引诸药利咽。常病常药，此之治也。

基本医疗保险特殊慢性病门诊处方笺（职工）

科别＿＿＿＿　　　2014 年 6 月 3 日

姓名 赵 ▨　　　性别 女　年龄 39

临床诊断：＿＿＿＿＿＿＿＿＿＿＿＿＿＿＿＿

半夏12g 厚朴1g 云苓30g 苏梗1g

夏枯草12g 桃杏仁各g 枳壳10g 海浮石10g

瓜蒌15g 玉竹12g 茜草15g 桔梗1g

甘草6g

　　　　　　　　水煎服　　柒剂

　　　　　　　　　　　　医师 谭波

2. 陈某，男，65 岁，农民。2014 年 7 月 10 日初诊。

患者咽中塞噎，如有物梗阻，时作时止 7 年，伴胸腹痞满、心烦、急躁、饮食无碍，大便先干后溏。就诊时，舌暗红，苔黄腻，脉沉弦。

血压：125/78mmHg。胃镜：未见异常。

中医诊断：梅核气。证属痰热郁结。

治法：清热化痰，行气散郁。小陷胸汤加减：瓜蒌 30g，黄连 10g，半夏 12g，陈皮 10g，川朴 12g，云苓 30g，苏梗 12g，夏枯草 15g，桃杏仁各 10g，路路通 12g，桔梗 10g，甘草 6g。水煎服，取 7 剂。

7 月 17 日复诊，症状均减轻，舌暗红，苔腻。上方加石菖蒲以开窍化痰。取 7 剂。

7 月 24 日，诸症递减，大便稀。舌苔腻，脉弦。上方去黄连，加砂仁、神曲以醒脾消食，每日 1 剂，水煎服。

上方继服 14 剂后，诸症解除。

按：患者情怀抑郁，肝气郁结，郁久化火，故见心烦急躁；痰热郁结于咽，故见咽中塞噎，如物梗阻。配方用药，常予理气化痰，清热散结而获效。此证，男子亦有，非独妇人也。

基本医疗保险特殊慢性病门诊处方笺（职工）

科别＿＿＿＿＿＿　　2019 年 7 月 10 日

姓名 陈■■■　性别 男　年龄 65岁

临床诊断：梅核气

瓜蒌 30g　黄连 10g　半夏 12g

陈皮 10g　川朴 12g　云苓 30g

芽梗 12g　夏枯草 15g　桃杏仁 各 12g

路路通 12g　橘核 12g　甘草 6g

水煎服 取10剂

医师 谭波

3.张某，男，45 岁，工人。2015 年 1 月 29 日初诊。

患者咽干、咽痒，咽中如有物梗塞，咳不能出，咽不得下，心烦，急躁，易怒，时轻时重两个月余。望诊：咽部稍红，舌红，苔黄，脉弦数。

血常规：未见异常。西医诊断：咽神经官能症。

中医诊断：梅核气。证属痰热郁结，化火伤阴。

治法：行气化痰，清火养阴。处方：双花 15g，连翘 12g，半夏 9g，厚朴 9g，柴胡 12g，苏梗 12g，夏枯草 15g，茯苓 18g，桃仁 12g，赤芍 12g，牡蛎 30g，桔梗 12g，青果 12g，玄参 12g，甘草 9g。水煎服，取 7 剂。

2 月 5 日复诊，咽部不适明显减轻，仍有咽干。上方加麦冬 15g，沙参 15g，水煎服，取 7 剂。

2 月 12 日，诸症俱减。上方继服 7 剂后，痊愈停药。

按：情志不畅，肝气郁结。肺气宣降失常，津聚为痰，与气相搏，郁而化火，结于咽喉而成此疾。病人咽干、舌红、苔黄、脉弦数，为日久气郁化火，阴伤津少之证，故佐以玄参、赤芍、青果滋阴清火，软坚散结以治之。

2015.1.29

张██   男 45岁   梅核气

双花15g 连翘 12g 半夏 9g 厚朴 9g
柴胡12g 苏梗12g 夏枯草15g 云苓18g
桃仁12g 赤芍12g 北豆根3g 桔梗12g
青果12g 玄参12g 甘草 9g

水煎服 7剂川
再半剂川

（四）消渴

高某，女，45 岁，农民。2014 年 10 月 23 日初诊。

患者口渴，多饮，多尿，10 年余。乏力，身疼，头晕，胸脘痞闷，肌肉消瘦，进行性加重 1 年。就诊时，舌体瘦，舌质红，苔薄黄，脉弦无力。

血压：140/95mmHg。尿常规：葡萄糖＋、潜血＋。空腹血糖 9.4mmol/L。

西医诊断：Ⅱ型糖尿病。

中医诊断：消渴。证属气阴两虚。

治法：益气养阴，生津止渴。处方：黄芪 15g，黄精 15g，玉竹 15g，麦冬 12g，炒白术 12g，葛根 12g，赤芍 12g，苍术 12g，川断 12g，炒山楂 15g，陈皮 6g，鸡血藤 15g，枸杞 12g。水煎服，每日 1 剂，取 7 剂。

10 月 30 日复诊，诸症略减。上方加山药 12g，女贞子 10g，取 14 剂，水煎服，每日 1 剂。

11 月 13 日，诸症递减，胸脘不再痞闷。上方照服，取 14 剂，每日 1 剂。

11 月 28 日，上方每日 1 剂，服至前天。昨日查空腹血糖：6.5 mmol/L。未再头晕身疼，尿量减少，渴饮减轻。为求缓图，将上方做水丸服以善后。

按：患者消渴日久，阴损及阳，阴阳俱虚。经云"形不足者，温之以气，精不足者，补之以味"。精亏形衰之疾，须益气健脾以补其气，滋阴生津以填其精，佐以养血通经。俾气旺津布，则消渴自减也。

门诊处方笺　　(门诊签约)

科别：

姓名：高█

年龄 45　性别 女　门诊号

临床诊断：消渴

R:

黄芪15g 黄精15g 玉竹15g
麦冬12g 炒白术12g 葛根12g
赤芍12g 苍术12g 川断12g
炒山楂12g 甘草6g 女贞子15g
枸杞子12g

扎兰服　取柒剂

医师　　　审核　　　　金额

（五）汗证

范某，男，84岁，退休教师。2017年1月6日初诊。

患者两年多来，时常盗汗，初起时，服六味地黄丸可以减轻，但未能痊愈，近半年来服药无效，午夜后急躁、汗出、不能自止，夜夜如此，以致不得安卧，及近日出，汗止身凉，疲乏少力。伴脘腹痞闷，嘈杂不舒，入夜口干，大便黏滞。舌淡体胖，苔薄腻，脉沉细涩。

脉证合参，此乃阴损及阳之候，病属"盗汗"。患者年过80，阴精虚少，午夜过后，相火当令，火迫津泻，盗汗作矣。初起时病势尚浅，滋阴即可，服六味地黄丸可以奏效。然，阴虚至甚，"孤阴不生，独阳不长"，以致阴虚气少。治必补气生阴，衰其相火，方可奏效。方予当归六黄汤加减：生熟地各25g，黄芪30g，当归10g，黄连9g，黄柏9g，黄芩9g，霜桑叶10g，炒枣仁20g，牡蛎30g，夜交藤20g，炒神曲12g。水煎服，每日1剂，取7剂。

1月13日复诊，服上药，盗汗减半，夜卧渐安，口干解除。效不更方，照服7剂。

1月20日，夜卧安然，不再盗汗。脘腹舒缓，不再嘈杂。大便正常，已不黏滞。惟在丑末（夜间三点）稍感身热。起床小便后，安然入睡。舌淡苔薄，脉细。再服7剂，痊愈停药。

按：盗汗者，阴虚居多也，午夜后盗汗，相火亢盛之所为也。急躁者，肝气盛而化火也；汗出身凉，疲乏少力者，阴损及阳，阳气不足也；脘腹痞闷，嘈杂不舒，大便黏滞者，湿热内郁所致也；舌淡体胖，乃气虚也；苔薄腻者，阴虚生热，湿热内蒸也；病在里，故脉沉也；细为气虚也；涩为伤精血少也。故以熟地、生地、当归滋阴养血，固其本也；黄芪补气，治其"孤阴不生，独阳不长"也；黄连、黄柏清泻相火也；桑叶辛凉入肝，引药以清相火也；牡蛎固阴以敛汗也；诸如枣仁、夜交藤乃益阴安神之用；神曲和中，使其"补而勿滞"也。如此配伍，俾其"阳生阴长"，阴阳调和，诸症自愈也。

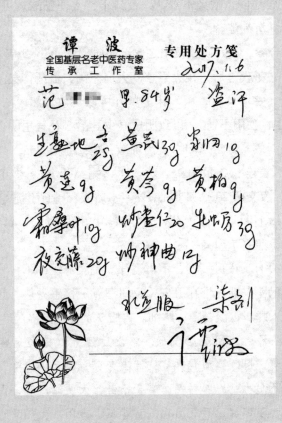

（六）内伤发热

刘某，男，63 岁，农民。2015 年 3 月 17 日往诊。

患者因"肠梗阻"入院手术，术后发热，体温持续在 38.0℃左右，已 10 多天。应用抗生素及退热药收效不佳，病房遂请会诊。查看病人，见患者精神不振，少气懒言，体倦汗出。舌质淡，苔薄白，脉细弱。

中医诊断：气虚发热。

治法：补气升阳。补中益气汤主之：黄芪 30g，人参 15g，炒白术 12g，炙甘草 9g，当归 10g，陈皮 5g，升麻 5g，柴胡 3g。水煎服，取 3 剂。

3 月 19 日随诊，体温正常，未再发热，体力渐增。嘱上方续服 3 剂，以复其正。

按：患者素体虚弱，手术后气血大伤，气虚血少，虚阳外浮，故令发热汗出，少气懒言，神疲倦怠。诸如舌淡，苔薄，脉来细弱，皆为气虚之侯也。方用补中益气汤，俾气旺阳升，卫气固秘，则热去身安。《内经》云："阳者，卫外而为固也"，此之谓也。明辨病机，治法得当，便可速效也。

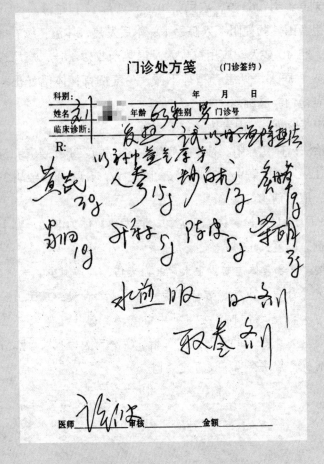

（七）厥证

郭某，女，21岁，学生。2018年2月3日初诊。

患者手足逆冷，已有数年，时至入冬，症状加重，稍有不慎，则生冻疮，饮食正常，二便自可，月经按期，然有痛经，经血色暗，量少，带下稍多，色白质稀。舌体瘦长，苔白滑，脉沉紧。求诊西医，诊为"雷诺氏病"。虽经用药，但收效不佳。

中医诊断：寒厥。寒滞经络，气血闭阻之故。

治法：温经祛寒，活络通痹。当归四逆汤加减：当归12g，桂枝15g，炒白芍15g，细辛3g，熟附子10g，鸡血藤15g，甘草9g，生姜5片、大枣3枚引。水煎服，每日1剂，取7剂。同时给予花椒30g，桂枝15g，草乌15g水煎烫手，治疗手指冻疮。

2月10日复诊，手足冻疮三处皆已愈合，不再肿疼。四肢逆冷明显减轻。嘱用上方照服，每日1剂，取7剂。

2月21日，春节期间11天，只服中药7剂，症状减轻大半，为求远期疗效，上方细辛加至10g，取6剂，做水丸服。每日两次，每次10g。

按：经云："脾主四肢"，四肢患病，常与脾脏有关。若夫伴见腹疼腹泻，自当顾及中州脾胃。今病发四肢，然饮食正常，二便自可，无腹内症候，知中州脾胃无恙也，故以调理经络为主，即可收效，切勿"诛罚无过"也。

谭 波　　专用处方笺
全国基层名老中医药专家
传 承 工 作 室

郭██　女21岁　痹症

痹症经验. 气血阻滞之雷诺氏病

苏木15 桂枝15 炒白芍15 细辛3

赤芍15 鸡血藤15 蜂□

生姜一两. 大枣3枚

水□煎服. 14剂

取□剂

谭波

（八）虚劳

1. 王某，女，49 岁，工人。2013 年 7 月 4 日初诊。

患者无故悲伤，啼哭流泪 3 个月余。伴心烦失眠，胸中满闷，时时伸欠，不能自止，月经前后无定期，量少质稀。舌体瘦长，舌质淡，苔少，脉细数无力。

血压：110/72mmHg。心电图：大致正常。血常规：正常。

西医诊断：更年期综合征。

中医诊断：脏躁。证属心肝两虚，胆气不足。

治法：补肝缓急，养心安神。甘麦大枣汤加减：甘草 15g，大枣 10 枚，浮小麦 30g，合欢皮 15g，饴糖 10g（烊化）。水煎服，每日 1 剂，取 7 剂。

7 月 11 日，诸症俱减，已能入睡。唯饮食欠佳。上方加炒神曲 12g，取 10 剂，水煎服，每日 1 剂。

7 月 21 日，症状消失，停药。嘱患者勿过多思虑，保持愉悦。

按：心藏神，肝藏魂。心肝俱虚，神不得安，魂不得藏，故有是证。方中甘、麦、大枣、饴糖，甘温润燥，缓急和中；合欢皮解郁安神。俾心肝气足，则悲哭自止。《内经》云"肝苦急，急食甘以缓之"，此之谓也。

门诊处方笺　（门诊签约）

科别：　　　　　　2013年 7月4日

姓名 王　　　年龄 46　性别 女　门诊号

临床诊断：

R:

浮小麦 30g　甘草 15g　合欢皮 15g

枣 10枚　饴糖 10g（溶化）

水煎服　日一剂

取 7剂

医师　　　　审核　　　　　金额

2. 王某，女，42岁，工人。2014年11月27日初诊。

患者神疲乏力，气短懒言，腰腹疼痛，头晕头重，耳鸣，心悸，月经量多，经后诸症加重，时轻时重5年，近半年来症状加重。就诊时，面色萎黄，舌淡苔薄，脉细弱。

血压：105/65mmHg。血常规：提示贫血。妇科彩超：子宫腺肌病。

中医诊断：虚损。证属气血两虚，肾精亏损。

治法：补气养血，固肾填精。十全大补汤加减：炙黄芪30g，人参10g，熟地20g，白芍15g，当归12g，川芎9g，炒白术12g，云苓12g，炒杜仲12g，川断12g，阿胶10g（烊化），肉桂10g，乌药10g，炙甘草10g。取10剂，水煎服，每日1剂。

12月4日，诸症减轻。上方照服，取10剂，每日1剂。

12月16日，适值月经来潮，色淡量多，已七日未止。上方加三七粉5g（冲服），炒茜草12g，取7剂，水煎服，每日1剂。

12月25日，月经已过，耳鸣消失，头晕减轻，气力渐增，未再心悸。上方照服，取7剂，每日1剂。

2015年1月3日，诸症递减。上方做水丸服，每日两次，每次10g。

按："虚损"是脏腑、气血损伤所致的虚弱病症。"虚劳"还包括了一部分"无问大小，皆相染易"的传染病，当随证治之，以"适事为故"。今患者气血亏损，故遵"损者益之"之训，峻补其气血，而使其渐愈。

王██ 女·42岁 2014.11.27

炙黄芪30g 人参10g 熟地20g 白芍15g
当归12g 川芎9g 炒白术12g 云苓12g
炒杜仲12g 川断12g 肉桂10g 牛膝10g
阿胶(烊化)10g 炙甘草10g

水煎服 日一剂
取 10剂

谭波

（九）脱证

刘某，女，95 岁，农妇。2016 年 4 月 5 日往诊。

患者素有高血压、糖尿病、脑梗死、冠心病。因乏力加重，呕恶厌食，5 天前入院治疗。

入院时，伴见腰膝酸软，形寒肢冷，语声低微，神疲多寐，大便干，小便少。舌暗淡体胖，舌边齿痕，苔薄白，脉沉细无力。

空腹血糖：18.1mmol/L。尿液分析：尿糖 ++++，尿蛋白 ++，尿酮体 +。颅脑 CT：①多发性腔隙性脑梗死，②脑动脉硬化。

住院 5 天，因病人年老久病，未见速效。家属放弃治疗，出院回家。3 天后，因患者呼吸尚存，家人邀中医往诊。及至榻前，视患者形体消瘦，气息微弱，面色苍白，神情淡漠，昏迷不醒，呼之不应。触其肤汗出肢冷，脉微欲绝。

中医诊断：脱证。阳气虚脱。

治法：峻补真元，回阳救逆。独参汤主之：人参 50g，久煎浓缩，取汁 50ml，以输液管自咽部缓缓滴入。

4 月 6 日复诊，患者神志渐清，呼之能应。面色渐红润，脉仍细弱。仍予上法，人参 50g 浓煎取汁，连服 2 剂。

4 月 8 日，诸症俱减，患者气力增加，已能进食。后按往日用药调理。1 个月后，恢复如初。

按：独参汤主元气大亏，阳气暴脱，面色苍白，神情淡漠，肢冷汗出，脉微欲绝。人参，独用而力专，量大而效宏，用量需取 50~80g，方有起死回生之效。夫人身之阴阳，互为其根。"阴在内，阳之守也，阳在外，阴之使也"。病至垂危，取大剂人参峻补其气，俾阳生阴长。经云"阴平阳秘，精神乃治"，此之谓也。

谭 波
全国基层名老中医药专家
传承工作室   专用处方笺

刘██. 女 95岁

人参 50g
久煎 2小时，取计
50ml，频频滴喂。

八、经络病症

（一）痹证

1. 张某，女，35 岁，工人。2013 年 12 月 17 日初诊。

患者左手麻木，时作时止，1 年余。久坐加重，遇冷复发，时伴头晕，时有偏头疼，时有烦躁阵汗，时有失眠，时有舌左侧木胀，屈伸不便，时有不自主口角流涎，数经用药，未得显效。就诊时，舌淡红，苔白腻，脉滑。

血压：110/70mmHg。血生化：正常。颅脑 CT：正常。颈椎 CT 三维重建：颈椎增生，椎间盘突出。颈 4 椎体向前滑移，椎管狭窄。

中医诊断：血痹。证属气虚血瘀，经络闭阻。

治法：益气活血，温经通络。黄芪桂枝五物汤加减：黄芪 30g，桂枝 10g，赤芍 12g，鸡血藤 15g，当归 12g，川芎 12g，葛根 12g，威灵仙 10g，羌活 10g，全蝎 7g，姜黄 10g，生姜 3 片、大枣 5 枚引。水煎服，取 7 剂。

12 月 24 日，麻木程度减轻，次数减少，未再头疼，未再出现舌木胀，口角流涎。上方照服，取 7 剂，每日 1 剂。

12 月 31 日，患者来告，未再出现麻木等症状，夜卧安然。嘱患者不要低头时间太长。

按：患者久坐低头工作，颈臂劳损，微受风冷，邪滞脉络，凝涩不通而生此疾。治以补气温经，活血通络，则麻疼自止，木胀自失。经云："荣气虚则不仁，卫气虚则不用"，此之谓也。

门诊处方笺 （门诊签约）

科别：_____ 2013 年 1月 17 日

姓名 张__ 年龄 35岁 性别 女 门诊号_____

临床诊断： 血痹

R:

黄芪30g 桂枝10g 赤芍12g 鸡血藤15g
当归12g 川芎12g 葛根12g 威灵仙10g
羌活10g 全蝎5g 姜黄10g

生姜三片 大枣五枚 引

水煎服 日1剂

取七剂

医师_____ 审核_____ 金额_____

2.窦某，女，60岁，农民。2015年10月29日初诊。

患者周身酸痛，肩背、腰腿重着疼痛，进行性加重半个月，伴胸闷，多寐，面色暗滞。舌质暗淡，苔白，脉沉涩。

血压：125/80mmHg。血生化：未见明显异常。

西医诊断：增生性骨关节炎。

中医诊断：痹证。证属湿邪痹阻。

治法：化湿散瘀，蠲痹通络。处方：炒苍白术各15g，茯苓30g，陈皮12g，狗脊12g，川牛膝12g，桂枝12g，鸡血藤30g，威灵仙12g，羌活10g，独活12g，防风12g，葛根12g，三七粉3g冲服。取10剂，水煎服，每日1剂。

11月19日复诊，服上药3剂，身痛明显减轻。近两天因连续阴雨而疼痛加重。舌黯淡，苔白腻，脉沉。上方加木瓜10g，薏苡仁30g，取10剂，水煎服，每日1剂。

12月3日，诸症明显减轻。上方继服10剂后，改水丸继服以善后调理。

按：《类证治裁·痹证》："诸痹……良由营卫先虚，腠理不密，风寒湿乘虚内袭。正气为邪所阻，不能宣行，因而留滞，气血凝涩，久而成痹。"本病因湿瘀互结，留滞肌肤，闭阻经脉所致。故治之以"化湿散瘀、蠲痹通络"而获效。

门诊处方笺   (门诊登记)

姓名 窦   年龄 60岁 性别 女 门诊号

临床诊断   湿痹

R:

卷白术 15g 云苓 30g 陈皮 12g 狗脊 12g
川牛膝 12g 桂枝 12g 鸡血藤 30g 威灵仙 12g
羌活 10g 独活 12g 顽 12g 葛根 12g
三七粉 3g (冲)

水煎服 日一剂

取 拾 剂

医师 [signature]

3. 王某，女，52 岁。2014 年 8 月 7 日初诊。

患者腰痛 3 年余。弯腰或负重时加重，1 周前因受凉而复发，疼痛剧烈时，牵及右下肢，伴周身困重，疲乏无力。舌淡，苔白厚，脉沉细。患者素体肥胖，高血压病史 5 年。

中医诊断：腰痛。证属寒湿阻络，肾亏血虚。

治法：散寒益肾，祛湿通络。独活寄生汤加减：独活 10g，桑寄生 30g，杜仲 15g，川牛膝 15g，细辛 6g，秦艽 10g，茯苓 15g，桂枝 10g，防风 10g，炒薏米 30g，川芎 10g，当归 6g，赤芍 10g，白芍 10g，熟地 15g。取 7 剂，水煎服。

8 月 14 日复诊，腰痛减轻，已能弯腰，仍有右腿疼。上方加鸡血藤 15g，三七粉 3g（冲服），继用 7 剂，水煎服。

8 月 21 日，症状明显减轻。取上方 10 剂，加工水丸服。每服 10g，每日两次。

两个月后随访，病情已缓解。

按：方中独活、牛膝善下行治腰膝，活络通痹以止痛；防风、秦艽、桂枝、细辛祛风散寒；杜仲、熟地补益肝肾；芍药、当归、川芎养血活血；患者素体肥胖，无需峻补，故未用人参，体胖湿盛，故加苡米。复诊时，仍有腿痛，故加鸡血藤、三七增强活血通络之力。症状缓解后，用丸剂以巩固疗效，此治风冷顽痹之法也。

基本医疗保险特殊慢性病门诊处方笺（职工）

科别_____　二〇一四 年 8 月) 日

姓名 王█　性别 女　年龄 52岁

临床诊断：　寒湿腰痛.

独活15g　桑寄生30g　杜仲15g　川牛膝15g

细辛6g　秦艽10g　云苓15g　桂枝10g

防风10g　炒苡米30g　川芎10g　茯苓6g

赤芍10g　白芍10g　熟地15g

水煎服　口一剂

取柒剂

医师　谭波

4. 刘某，女，44 岁，农民。2014 年 4 月 6 日初诊。

患者腰膝酸软冷痛，得热减轻，畏寒乏力半年余，虽经用药，症状时轻时重。近 5 天来，腰痛加重，且腿酸无力。就诊时，舌淡，苔白滑，脉沉细。

中医诊断：痹症（寒痹）。

治法：温经逐寒，通络散痹。处方：熟附子 10g，麻黄 9g，干姜 9g，白芍 12g，狗脊 12g，川断 12g，杜仲 12g，鸡血藤 30g，熟地 15g，川牛膝 12g，黄芪 15g，炙甘草 9g。取 7 剂，水煎服。

4 月 13 日复诊，腰腿疼痛减轻，仍有乏力，畏寒。上方加黄芪至 30g，取 7 剂，水煎服。

4 月 20 日三诊，诸症俱减，时有下肢隐痛，加当归 12g，独活 12g，取 7 剂，水煎服。

1 个月后随访，诸症俱解。嘱患者避风寒，适劳逸。

按：痹症颇多，有风、寒、湿、热、虚之异。《素问·痹论》云："风寒湿三气杂至，合而为痹"，可见痹症病因，常会多邪杂至。本例以寒为主，兼气虚血瘀，故予附子、干姜、麻黄温经逐寒；杜仲、川断、牛膝、狗脊补肾壮骨；熟地填精补肾，且抑附子之燥。复诊时乏力仍在，重用黄芪以补气。三诊时，下肢隐痛，故加当归、独活，养血通络而收功。

基本医疗保险特殊慢性病门诊处方笺（职工）

科别 _____ 2014 年 4 月 6 日

姓名 刘██   性别 女   年龄 44岁

临床诊断：寒痹

熟附子 10g 麻黄 9g 干姜 9g
白芍 12g   桂枝 12g 川断 12g
杜仲 12g   鸡血藤 30g 熟地 15g
川牛膝 12g 黄芪 15g 炙甘草 9g

水煎服   7剂

医师 谭波

5. 石某，女，69 岁，农民。2016 年 12 月 15 日初诊。

患者 3 个月前劳累后出现腰部疼痛，弯腰及负重时加重，1 周前受凉后复发。平素腰膝酸软，手足不温。舌淡红，苔薄白，脉沉细。

西医诊断：腰椎间盘突出症。

中医诊断：痹症。证属肝肾亏虚。

治法：培补肝肾，舒筋散痹。

（1）中药：独活 12g，桑寄生 15g，秦艽 12g，防风 12g，细辛 4.5g，川芎 9g，桂枝 12g，杜仲 15g，川断 12g，鸡血藤 30g，黄芪 24g，人参 9g，茯苓 15g，炒白术 12g，制附子 9g（先煎），熟地 15g，补骨脂 12g，甘草 6g。取 7 剂，水煎取汁 200ml，早、晚分两次温服。

（2）针灸：通阳行气，活血止痛。取穴：肾俞、大肠俞、阿是穴、委中、志室、太溪。

12 月 22 日复诊，症状减轻。上方去秦艽、防风，加狗脊 12g，取 7 剂，水煎服。针灸处方，加大杼，每日 1 次。

12 月 29 日，诸症皆除。

预防保健：①本病发生与气候和生活环境有关，平素应防风、防寒、防潮，避免居潮湿之地。②注意生活调摄，加强体育锻炼，提高机体抗病能力。③腰痛初发，应积极治疗，防止病邪传变。保持乐观心境，摄入富于营养、易消化的食物，以利疾病康复。

按：方中独活、防风、秦艽、细辛、桂枝祛风除湿，散寒止痛；黄芪、人参、茯苓、白术、甘草补气；杜仲、川断、熟地、补骨脂、桑寄生补肾养肝，附子温阳逐寒，鸡血藤、川芎养血活血。腰为肾之府，肾俞可益肾壮腰；大肠俞、阿是穴属近部配穴，可疏调局部经脉气血，通经止痛；"腰背委中求"，取委中可疏利膀胱经气，祛除经络之瘀滞。志室、太溪培补肝肾。俾肝肾康健，骨肉各司其职，何痹痛之有哉！

谭波
全国基层名老中医药专家
传承工作室   专用处方笺
2016.12.15

石 ▇▇ 女. 69岁

羌活12g 桑寄生15g 秦艽12g 防风12g
细辛4.5g 川芎9g 桂枝12g 杜仲15g
川断12g 鸡血藤30g 黄芪20g 人参9g
茯苓15g 炒白术12g 郁李仁9g 熟地15g
补骨脂12g 甘草6g

水煎服 取七剂
水煎取汁200ml
当早晚两次温服

（二）痉证

张某，男，17 岁，高中学生。2013 年 8 月 13 日初诊。

患者升入高中后，自觉十分努力，但成绩不够理想，时时急躁。7 个月前突然出现颈部强直、四肢抽搐、咬牙磨齿、角弓反张，10 多分钟后逐渐缓解，发作过后疲乏无力。此后反复发作。去医院检查，颅脑 CT：正常。脑电地形图：正常。血常规：正常。血糖、血钙均在正常范围，排除癫痫。就诊时，患者表情淡漠，舌体瘦，舌边尖红，苔薄黄，脉弦。

中医诊断：痉证。证属肝热生风。

治法：清肝潜阳，镇痉息风。羚羊钩藤汤加减：羚羊角粉 0.6g（冲），霜桑叶 9g，钩藤 15g，菊花 9g，茯神 12g，生地 25g，胆星 9g，竹茹 10g，白芍 30g，栀子 9g，蝉蜕 9g，天虫 9g，生龙牡各 25g，甘草 9g。取 7 剂，水煎服，每日 1 剂。

8 月 27 日，服上药后情绪渐趋稳定，近九天来未再发作，舌尖红，苔薄，脉弦。上方去栀子，羚羊角粉改用 0.3g（冲），取 14 剂，水煎服，每日 1 剂。

9 月 10 日，患者精神爽朗，自述未再发作。舌尖稍红，苔薄白，脉细。上方去羚羊角粉、蝉蜕，加熟地 15g、山萸肉 12g 以滋阴填精，以防风邪复起。取 14 剂，水煎服，日 1 剂。

9 月 27 日，诸症俱退，停药。

按：《素问》云"诸颈项强，皆属于湿"，"诸暴强直，皆属于风"。对于"痉证"，多责之外邪所侵，然此患者，非外邪所生也。患者攻读高中课程，久视伤血，疲劳伤精。精血亏损，相火妄动,火胜风生,故有是证。发作时项背强直,四肢抽搐,咬牙磨齿,角弓反张,如发癫痫之状。然此非癫痫也,癫痫之发,突如猪羊怪叫,突然倒仆,昏不识人,口吐涎沫,两目上视,与此迥然不同,不可不辨也。

门诊处方笺   (门诊签约)

科别:

2013年 8月13日

姓名 张□   年龄 17岁 性别 女 门诊号

临床诊断:

R:

羚羊角粉0.6g(冲) 霜桑叶9g 钩藤15g

菊花9g   茯神12g   生地25g

胆星9g   竹茹10g   白芍30g

栀子9g   蝉蜕9g   天虫9g

生龙牡各30g   甘草9g

水煎服   7剂

医师 □□   审核   金额

（三）痿证

张某，女，72 岁，家庭妇女。2016 年 3 月 15 日初诊。

患者头昏喜卧，周身困乏，懒言无力，已有年余。近半年来，睁眼无力，眼睑不张，下颌无力抬举，口角流涎，无力咀嚼食物，只能进半流汁食物，小便淋漓。舌淡红，苔薄白腻，脉细弱。

西医诊断：重症肌无力。用过新斯的明、加兰他敏及维生素 B 等，收效甚微。

中医诊断：肉痿。中气下陷，清阳不升之故。

治法：补气升阳。补中益气汤加减：黄芪 60g，台参 15g，炒白术 12g，陈皮 5g，升麻 3g，柴胡 3g，当归 6g，葛根 12g，羌活 6g，甘草 9g。水煎服，取 7 剂。

3 月 12 日，诸症俱减，眼裂半开，下颌已能抬起，但仍无力咀嚼。上方台参改为人参 15g，取 7 剂，水煎服，每日 1 剂。

3 月 21 日，诸症渐减，已能睁眼，能咀嚼较软食物。仍予上方，取 7 剂，每日 1 剂。

4 月 28 日，诸症缓解，生活自理，遂停药。

按：前贤所述，肉痿多由脾热而致肌肉失养，或脾为湿困所致。该患者当属肉痿，然其因非同于此也。夫脾主肌肉，眼睑者，皮肉所成也。患者头昏喜卧，周身困乏，懒言少力，无力睁眼，下颌不举，无力咀嚼，脾气亏虚，脾阳不升可知，故以补中益气汤升阳举陷，而收其功也。

谭 波
全国基层名老中医药专家
传 承 工 作 室

专用处方笺
2016.3.15

张 ■ 12岁

黄芪60g   台参15g   炒白术12g

陈皮5g   升麻3g   柴胡3g

当归6g   葛根12g   羌活6g

甘草8g

水煎服 7剂

（四）颤证

王某，女，79 岁，农民。2014 年 4 月 17 日初诊。

患者心悸、胸闷 20 年。不自主颤抖，焦虑、失眠、便秘、纳差，进行性加重 8 年。近 1 个月来，震颤加重，头摇牙抖。就诊时，舌红瘦少苔，脉弦不整。

血压：130/90mmHg。心电图：①窦性心律不齐，频发房早；②部分导联 ST 段下移＞0.05ml，T 波矮小。

中医诊断： ①心悸，②颤证。证属阴虚血亏，虚风内动。

治法： 滋阴补心，养血息风。生脉散合四物汤加减：西洋参 15g，麦冬 20g，五味子 10g，生地 15g，白芍 15g，当归 12g，川芎 10g，鸡血藤 30g，钩藤 30g，天麻 10g，珍珠母 18g，生龙牡各 18g，炙甘草 18g，夜交藤 20g。取 7 剂，水煎服，每日 1 剂。

4 月 24 日复诊，心悸震颤明显减轻，失眠便秘较前好转。上方加炒枣仁 30g，火麻仁 30g，取 5 剂，水煎服，每日 1 剂。

4 月 30 日，心悸已瘥，睡眠好转，震颤渐减，但仍不能止。上方照服，取 14 剂，每日 1 剂。

5 月 18 日，痼疾震颤，减轻大半。余无不适。养血柔筋以善后。处方：熟地 250g，白芍 150g，当归 120g，川芎 100g，鸡血藤 300g，钩藤 300g，天麻 100g，防风 120g，珍珠母 180g，石决明 150g，夜交藤 200g，天虫 90g，蔓荆子 100g，桑叶 120g，白蒺藜 100g，甘草 90g，菊花 100g，配 1 料，做水丸服，缓缓图之。

按： 患者年近 80，肾脏已衰，精血不足，心阴亏耗。心脉失养而心悸、胸闷；血虚生风而颤抖不已；此皆阴亏阳盛之证也。

故予滋阴补心，心悸得宁；养血柔筋，通络息风则颤抖减轻大半。夫人愈老而精血愈亏，欲得虚风尽解，实难为之。今以养血填精，佐以息风之法，减其病苦，亦医师之责也。

2009. 4. 17

王　　　女　79岁

西洋参 15g　麦冬 20g　五味子 10g

生地 15g　白芍 15g　当归 12g

川芎 10g　鸡血藤 30g　钩藤 30g

玄参 10g　珍珠母 18g　生龙牡 各18g

炙甘草 18g　夜交藤 20g

水煎服　　取 7 剂

谭波

（五）历节风

陈某，女，50 岁，农民。2016 年 5 月 26 日初诊。

患者 14 年前开始出现全身骨节游走性疼痛，伴头晕，失眠多梦。虽经用药，收效不佳。就诊时，肌肤甲错，形神消瘦，面色黧黑。舌暗红，苔白，脉弦紧。

曾多处求诊，查血：RF 阳性，ASO 阴性。诊为"类风湿性关节炎"。7 年前去洪湖求诊，服"黄藤"导致闭经。

中医诊断：历节风。证属肝肾阴虚，经络瘀阻。

治法：补肝养肾，活血逐瘀。处方：杜仲 12g，独活 12g，桂枝 10g，赤芍 15g，防风 12g，秦艽 12g，当归 15g，川芎 12g，羌活 10g，熟地 15g，细辛 3g，全蝎 6g（研末冲服），甘草 9g，寄生 15g，鸡血藤 20g，蜈蚣 1 条（研末冲服）。取 10 剂，水煎服，每日 1 剂。同时配合针刺、艾灸。

6 月 23 日，诸症减轻，眠可，未再头晕。面色较前红润，肌肤较前光泽。舌暗红，苔白，脉弦。上方去寄生加木瓜 10g 以利湿通络，改赤芍为 25g 以活血通经，取 10 剂，水煎服，每日 1 剂。

半年后随访，症状消失。患者仍以上方做水丸服以调理。

按：卫虚不固是本病发生的内在条件，风湿外侵是本病发生的外在诱因。叶天士云："痹证日久必入于络，治之以活血逐瘀，并用虫类药以搜剔之。"访先贤明训，今以祛风除湿，补肝养肾之剂，配全蝎、蜈蚣以剔络逐瘀。而获理想之疗效。

谭 波 专用处方笺
全国基层名老中医药专家
传 承 工 作 室
2016.5.26

陈██ 女 50岁

独活12g 杜仲12g 桂枝10g 秦艽15g

防风12g 秦艽12g 当归15g 川芎12g

羌活10g 熟地15g 细辛3g 全蝎3g

寄生15g 鸡血藤20g 甘草9g 炒䗪虫冲15

水煎服 廿一剂

取10剂